Knaur
MensSana

Von Thomas Schäfer ist außerdem erschienen:

Was die Seele krank macht und was sie heilt
Wenn Dornröschen nicht mehr aufwacht

Über den Autor:

Thomas Schäfer wurde 1960 in Wittlich bei Trier geboren. Er studierte Soziologie und Politikwissenschaft und erlangte 1985 seinen »Magister Artium« an der Universität Heidelberg. Seit 1993 ist er als Heilpraktiker mit Schwerpunkt Psychotherapie in Heidelberg tätig. Zahlreiche Aus- und Weiterbildungen in psychotherapeutischen Methoden. Veröffentlichung von mehreren Büchern, u. a. über Familienaufstellungen nach Bert Hellinger, Hildegard von Bingen und Märchen.

Adresse des Autors: Thomas Schäfer, Burgweg 27, 78333 Wahlwies.
Tel.: 0 77 71–91 70 25 und 0 62 21–76 83 80.
www. FamilienaufstellungenThoSchaefer.de
E-Mail: tho.Schaefer@t-online.de
Allgemeine Informationen: www.bert-hellinger.com und
IAG Systemische Lösungen nach Bert Hellinger: 0 89/38 10 27 10.

Thomas Schäfer

Der Mann, der tausend Jahre alt werden wollte

Märchen über Leben und Tod
aus Sicht der
Systemischen Psychotherapie
Bert Hellingers

Knaur
MensSana

Besuchen Sie uns im Internet:
www.knaur.de

Vollständige Taschenbuchausgabe 2002
Droemersche Verlagsanstalt Th. Knaur Nachf., München

Umschlaggestaltung: ZERO Werbeagentur, München
Satz: Ventura Publisher im Verlag
Druck und Bindung: Nørhaven Paperback A/S
Printed in Germany
ISBN 3-426-87153-X

2 4 5 3 1

Inhalt

Die tiefste Wirklichkeit ist nicht das Glück in diesem Sinn, sondern der Schmerz. Er ist eine letzte Wirklichkeit. Wieso, kann ich nicht erklären. Aber es hat wahrscheinlich etwas damit zu tun, dass der Schmerz den Abschied vom Vorläufigen ermöglicht.

Wenn wir das Leben im Gesamten sehen von Wirklichkeit, ist es etwas Vorläufiges und etwas Vorübergehendes. Dahinter wirkt etwas Bleibendes, was immer das ist. Ich kann das nicht definieren und will das auch nicht. Aber der Schmerz weist auf das hin, was dahinter liegt, und ermöglicht den Blick und den Schritt daraufhin zu.

Bert Hellinger

Dank

Herzlichen Dank

meiner Frau Elisabeth, die ebenfalls psychotherapeutisch tätig ist, für die kritische Durchsicht des Manuskripts,

Claus Caspers für seinen kollegialen Rat,

Bert Hellinger. Seine Rückmeldung zu meinen anfänglichen Ausführungen ermutigte mich, dieses Thema in Buchform aufzugreifen,

Albrecht Mahr für seine wichtigen Anmerkungen zu dem Märchen »Die Ehegatten«.

Vorwort

Nicht nur von Zwergen und Hexen, von Prinzen und Prinzessinnen erzählen die Märchen, sie berichten auch von Leben und Tod. »Ohne den Tod wäre das Leben nicht gut!«, schließt ein afrikanisches Märchen nach langwierigem Grübeln und Leiden des Helden. Tod und Leben gehören zusammen. Wer Furcht vor dem Tod hat, der hat meist auch Furcht vor dem Leben. Wer dem Leben mit seinen Höhen und Tiefen in ganzer Seele zustimmt, der stimmt auch dem Tod in Frieden zu. Dies berichten nicht nur die Märchen, es wird auch durch die Lebenserfahrung bestätigt.

Dennoch hat der Mensch schon immer davon geträumt, dem Tod ein Schnippchen zu schlagen. Mit viel Humor, aber auch Ernst berichten die Märchen von Helden, die den Tod – zumindest für eine bestimmte Zeit – überlistet haben. Diese Märchen beschäftigen sich mit der Frage, wie das menschliche Leben aussehen würde, wenn die Zeit stehen bliebe und man ewig leben könnte. Wäre das wirklich erstrebenswert?

Wenn man Märchen über Leben und Tod liest, erfährt man jedoch noch mehr Ungewohntes. Der Tod begegnet den Menschen als konkrete Person; in den Märchen dieses Bandes zum Beispiel als Liebhaber, als Bettler, als Kranker, als Bruder, als ein Greis mit feurigen Augen oder als Taufpate. Zu oft vergessen wir, dass der Tod nichts Abstraktes ist, sondern dass er *persönlich* ist. Der Tod begleitet unser Leben wie eine Person. Dies gilt, auch wenn wir von dieser Begleitung zumeist nichts spüren.

Außerdem stellt der Tod etwas Gewöhnliches dar. Seine »Verkleidungen« sind für die Märchengestalten, die ihn treffen, stets Gewänder, die sie aus ihrem Alltag kennen. Sie sprechen

mit ihm von Mensch zu Mensch. Dass der Tod im Märchen für den Menschen als etwas Gewöhnliches zum Leben dazugehört, hat mit der historischen Zeit zu tun, in denen die Märchen entstanden sind. Der Mensch des Mittelalters und der Mensch aus der einfachen bäuerlichen Kultur fühlte sich vom Tod als etwas Normalem begleitet und ging dementsprechend mit ihm um.
Von einer solchen Haltung kann heute keine Rede mehr sein. Historiker und Soziologen sprechen nicht nur von der Tabuisierung des Todes, sondern sogar vom Tod als der eigentlichen »Pornographie des zwanzigsten Jahrhunderts« (Gorer). In keiner Weise hat der Tod heute noch etwas von dem Natürlichen an sich, von dem noch die Märchen erzählen. In einem Anhangskapitel über den »Umgang mit dem Tod in unserer Kultur« wird näher darauf eingegangen.

Zum Schluss sei noch darauf hingewiesen, dass meine Sichtweise von Märchen nicht getrennt werden kann von dem, was ich von der Systemischen Psychotherapie Bert Hellingers gelernt und durch sie erfahren habe. Oft scheinen mir bestimmte Märchen wie verdichtete Familiengeschichten, die man durchaus buchstäblich nehmen kann. Wenn zum Beispiel in einem der folgenden Märchen der »Bruder dem Bruder ins Grab folgt«, sollte man nicht die Tragweite eines Geschwistertodes mit symbolischen Deutungen wieder zudecken. Beispiele aus meiner Praxis und aus Familienaufstellungen werden zeigen, wie die schlichte Märchensprache den Nagel oft auf den Kopf trifft.
Weitere Kapitel gehen ein auf den Tod in der Mann-Frau-Beziehung, in der Kind-Eltern-Beziehung und auch auf den Umgang mit dem Tod, wenn wir ihm wie durch ein Wunder einmal entkommen sind.

Für alle Leser, die die Familienaufstellungen nach Bert Hellinger nicht kennen, habe ich ein kurzes Kapitel als Einführung in dieses Thema aufgenommen (vgl. Seiten 25 ff.). Und für jene, die sich für die Arbeit Hellingers interessieren, sei auf die ausführliche Literaturliste im Anhang verwiesen.

Einführung in die Sichtweise von Märchen

Zu den verbreitetsten Methoden der Märchendeutung gehören die Tiefenpsychologie nach Freud und Carl Gustav Jung. Autoren wie Bruno Bettelheim, Eugen Drewermann, Marie-Louise von Franz und Verena Kast haben sich viele Verdienste um die tiefenpsychologische Märchendeutung erworben. Auch ich selber habe mich in früheren Veröffentlichungen tiefenpsychologisch (nach C. G. Jung) mit Märchen auseinander gesetzt.[1]

In diesem Buch jedoch habe ich mich bemüht, so wenig wie möglich zu deuten oder zu interpretieren, denn die Suche nach Parallelversionen der Märchen aus anderen Kulturen, archetypischen (urbildhaften) Grundstrukturen, »Amplifikationen«[2] und verzweigten mythologischen Bezügen verstellt meiner Erfahrung nach den Blick auf das Wesentliche. Dieses Vorgehen vermittelt dem Bearbeiter zwar eine Sicherheit, doch letztlich handelt es sich nur um eine Scheinsicherheit. Je mehr man sich bemüht, eine Deutung »festzuklopfen« und wissenschaftlich zu untermauern, desto hohler wird sie und desto unzufriedener wird man mit ihr. Das zumindest ist meine Erfahrung.

Eine Alternative zum Analysieren, Deuten und Interpretieren ist ein unmittelbares Sich-dem-Text-Aussetzen. Für die Psychotherapie hat der Therapeut Bert Hellinger diese Methode beschrieben, die sich durchaus auch auf Texte übertragen lässt. Hellinger nennt dieses vorurteilsfreie Sich-Aussetzen »Phänomenologie«. Man zieht sich von allen Vorstellungen und Gedanken zurück, die man über eine Sache oder eine

Person hat. Man »vergisst« alles, was man darüber weiß. Aus dieser leeren Mitte, wie es beispielsweise im Zen-Buddhismus beschrieben wird, kann dann plötzlich etwas aufsteigen: ein Wort, ein Bild oder eine Einsicht. Dies geschieht unmittelbar. Bei den von Hellinger entwickelten Familienaufstellungen dient dieses Vorgehen dem Klienten und seinem psychischen Prozess:

»Bei der Psychotherapie ist das, was ans Licht kommt, zugleich eine Handlungsanweisung, der man sich überlassen muß, ohne dass man sie versteht. Denn wohin sie führt, ist erst am Ende sichtbar. Man muß also loslassen von der Sicherheit. Oft will man in den psychotherapeutischen Methoden eine Sicherheit haben, ja sogar eine Wiederholbarkeit, um etwas zu erreichen. Das ist bei dieser Vorgangsweise unmöglich. Doch indem der Therapeut so zurückgenommen ist, taucht nicht nur für ihn etwas auf, sondern auch für die Beteiligten. Plötzlich wird auch für sie etwas sichtbar oder kommt in Bewegung, das man nicht planen kann. Daraus ergeben sich dann Lösungen.«[3]

Wenn ich mich einem Märchen unmittelbar aussetze, kann ich innerlich betroffen sein oder etwas Bestimmtes spüren, das sich vielleicht zunächst noch nicht klar ausdrücken lässt. Bei diesem neuen Umgang mit Märchen war ich erstaunt, wie buchstäblich sich manche Märchen verstehen lassen und wie klar sie die Lebensgeschichte von bestimmten Klienten darstellen können. In einem der Märchen dieses Bandes sagt zum Beispiel ein junger Mann zu seinem verstorbenen Bruder: »Lass mich, Bruder, wieder zu dir, denn auf dieser Welt ist (für mich) kein Platz mehr.« Inhaltlich Ähnliches kann man bei Familienaufstellungen hören, wenn jemand sein Geschwister durch Tod verloren hat. Für mich jedenfalls bedarf es hier keiner tiefenpsychologischen Deutung mehr.

Um nicht missverstanden zu werden, sei noch einmal betont, dass die Verdienste der tiefenpsychologischen Methode nicht in Zweifel gezogen werden sollen. Ich verdanke ihr selber sehr viel. Da ich hier jedoch auf die Wissenschaftlichkeit und die traditionelle Vorgangsweise verzichtet habe, wird mancher Leser von der Kürze meiner Darstellungen überrascht sein. Meiner Ansicht nach sprechen die hier ausgesuchten Märchen in weiten Teilen für sich selbst, und so gehe ich mit den Fallgeschichten nur auf die zentralen Punkte ein. Wesentliche Einsichten bedürfen meist nur sparsamer Worte.

Märchen als Lebensskripte

Lebensskripte, die durch Familienaufstellungen sichtbar werden, scheinen auch in vielen Märchen auf. Man kann beispielsweise jemanden nach seinem wichtigen Märchen aus der Kindheit fragen. Es kann ein geliebtes oder auch ein gehaßtes Märchen sein.

In der Tiefenpsychologie geht man davon aus, dass Märchen oft die Botschaften der Eltern spiegeln, die diese ihren Kindern – oft nonverbal – vermittelt haben. Bert Hellinger jedoch fand heraus, dass man nur einen kleinen Teil der Skriptgeschichten damit in Verbindung bringen kann. Skripts[4] gehen zurück auf frühe Erlebnisse, die oft unabhängig sind von dem, wie die Eltern das Kind geprägt haben; es sind einschneidende Ereignisse, die im Familiensystem geschehen sind, zum Beispiel der Selbstmord eines Bruders des Vaters, der tabuisiert worden ist.

Hellingers Verdienst ist es, verstärkt eine »Mehrgenerationenperspektive« aufgezeigt zu haben. Nach längerer Erfahrung mit dieser Arbeit fand er heraus, nach welchen Gesetzmäßigkeiten es im Familiensystem zur Identifizierung mit früheren Schicksalen und Ereignissen kommt. Seiner Ansicht nach sind weit mehr als die Hälfte aller Probleme, mit denen Menschen in die Psychotherapie kommen, nicht entwicklungspsychologisch, sondern systemisch bedingt. Viele Probleme gehen somit nicht zurück auf Erlebnisse aus der Kindheit, sondern auf die Wiederholung von Schicksalen der Familienangehörigen. Aus diesem Blickwinkel wird die tiefenpsychologische Perspektive nach Freud und Jung den Märchen nicht ausreichend gerecht, weil sie sich vorwiegend auf der intrapsychischen Ebene bewegt: Zum Beispiel werden die Begriffe Animus, Anima und der Schatten kaum auf schwere Ereignisse des Stammbaumes bezogen.[5]

Hier nun einige Beispiele für Skriptgeschichten. Bei Menschen, für die das Märchen »Hans im Glück« das Lieblingsmärchen ist, hat häufig ein Großvater sein Vermögen verloren. Die Lösung besteht darin, den Opa innerlich zu bitten: »Bitte segne mich, wenn ich behalte, was ich besitze.« Gegensätzlich dazu wird das Märchen von tiefenpsychologischen Autoren gesehen: Man sieht in Hans ein Vorbild, der so viel einfache Weisheit besitzt, dass er mit immer weniger Materiellem auskommt.

Einige weitere Märchen in der systemischen Sichtweise: Im Märchen »Der Wolf und die sieben Geißlein« sagt die Mutter zu den Kindern: »Hütet euch vor dem bösen Wolf.« Der Wolf jedoch ist in der Praxis der ausgeschlossene Papa. Die Mutter sammelt die Kinder um sich und verbietet ihnen den Umgang mit dem Vater. Dem Vater bleibt nichts weiter übrig, als sich zu verstellen beziehungsweise »Kreide zu fressen« und sich zu verkleiden. Den so erzwungenen Zutritt zu den Kindern muss er allerdings büßen.

Im Märchen vom »Rotkäppchen« geht es um die Verführung

durch den Großvater mütterlicherseits. In der Wirklichkeit kann es sich auch um einen anderen älteren Verwandten handeln. Während »Der fliegende Robert« und »Sterntaler« häufig die Skriptgeschichten von Magersüchtigen sind, findet man »Dornröschen« oft bei Neurodermitis-Patienten: Die vom König nicht eingeladene Fee ist eine von ihm nicht gewürdigte frühere Frau, die vom Kind repräsentiert wird.

Das »Rumpelstilzchen« ist weniger eine systemische Geschichte als vielmehr ein Trauma-Skript. Es ist die Geschichte über ein weggegebenes Kind: Hier wird die Erfahrung geschildert, keine Mutter zu haben und vom Vater weggegeben worden zu sein. In der nächsten Generation gibt dann oft die Tochter ihren Sohn weg. Wenn jemand diese Skriptgeschichte angibt, kann man ihn fragen, ob er oder ein anderes Kind in der Familie weggegeben worden ist. Nicht selten kommt dann heraus, dass er sich fühlt wie dieses weggegebene Kind.

Darüber hinaus geht es beim »Rumpelstilzchen« zuweilen um Abtreibungen, Fehlgeburten, Totgeburten und besonders um mißgebildete Kinder im Mutterleib. In mehreren Fällen habe ich auch feststellen können, dass es um noch tiefer liegende Tabus gehen kann. In der Familie eines Mannes, dessen Märchen das »Rumpelstilzchen« war, war das »Ach wie gut, dass du nicht weißt« zum geflügelten Wort geworden. Der Vater des Mannes war während des zweiten Weltkrieges für die Nationalsozialisten Leiter einer Fabrik für Waffen und andere Rüstungsgüter gewesen. Des öfteren wollte die Mutter Näheres über die Zustände dort und die Art der Arbeit erfahren. Bei diesen Gelegenheiten weigerte sich der Vater stets, Auskunft zu geben. Er sagte ihr immer: »Gut, dass du das nicht weißt. Wenn du wüßtest, was dort geschieht, kämest du in ein KZ.« In der Familie einer Frau, deren Vater im Dritten Reich beim Geheimdienst arbeitete, lag der Fall ähnlich.[6]

Bei »Hänsel und Gretel« findet man in der Lebensgeschichte oft frühe Trennungen vom Elternhaus, zum Beispiel durch Internats- oder Klinikaufenthalte oder auch das Aufwachsen bei Großeltern.
Doch nicht nur Märchen dienen als Vorlagen für Lebensskripte. Bei Goethes »Faust« geht es, zumindest wenn es die Skriptgeschichte einer Frau ist, um die Frage: Welcher Mann hat welche Frau hereingelegt?
Nach Hellingers Erfahrung ist eine Geschichte, wenn sie stimmt, wörtlich zu nehmen. Einer seiner Seminarteilnehmer gab als Skript den griechischen Helden Odysseus an. Der Mann hatte eine Freundin, deren Vater ihm ein Boot gegeben hatte. Mit diesem Boot ist er wie Odysseus nach Afrika gesegelt und ließ die Freundin zu Hause zurück. Ein anderer Seminarteilnehmer war schon immer von Othello begeistert. Doch Othellos Geschichte kann man als kleines Kind noch nicht erlebt haben, und so fragte Hellinger den Mann: »Welcher Mann aus deiner Familie hat aus Eifersucht jemanden umgebracht?« Es war der Großvater gewesen. Nachdem seine Frau ihm untreu gewesen war, hatte er ihren Liebhaber erschossen.
Wie man sieht, beziehen sich sehr viele Skriptgeschichten auf Erlebnisse von anderen Familienangehörigen, doch im Umgang mit Märchen muss man sich *auch* die Frage stellen, ob – wie beim »Rumpelstilzchen« – Kindheitstraumata eine Rolle spielen.
Die hier praktizierte Auseinandersetzung mit Märchen verzichtet auf Interpretationen und Deutungen. Bei den von mir in diesem Band vorgestellten Märchen über den Tod handelt es sich zumeist um unbekannte Märchen zum Thema Leben und Tod, die somit den meisten meiner Klienten nicht bekannt waren. Empirische Zuordnungen konnten deshalb

nicht vorgenommen werden. So habe ich die Märchen vor dem Hintergrund meiner praktischen Arbeit mit Familienaufstellungen einfach auf mich wirken lassen. Viele Klientenschicksale kann man unverschlüsselt in Märchen wieder finden.

Einführung in die Familienaufstellungen nach Bert Hellinger

Die »Systemische Psychotherapie« nach Bert Hellinger ist in den letzten Jahren immer bekannter geworden. Zu vielen Feldern menschlichen Lebens hat sich Hellinger geäußert: Mann und Frau, Erziehungsfragen, sexueller Missbrauch, Adoption, körperliche und seelische Störungen, Spiritualität und anderes. Wer sich unbedarft dieser neuen Form von Therapie annähert, stößt auf Begriffe, die einem modernen, aufgeklärten Denken zu widersprechen scheinen: Schuld, Gewissen, Ordnung, Bindung, Demut und das Ehren der Eltern. Da erstaunt es nicht, dass Kritiker Hellinger ein konservatives Weltbild vorwerfen. Doch dem hält er entgegen, dass alle seine Gedanken das Resultat der Aufstellungen sind und somit nicht der Theorie entstammen. Hellinger fühlt sich einem empirischen Vorgehen verpflichtet. Durch die von ihm entwickelte Form von Familienaufstellungen (s. Seiten 26 f.) hat er einige zentrale Zusammenhänge zwischen den Problemen eines Menschen und seiner Familie herausgefunden.

Ordnungen der Liebe

In Urliebe ist jeder Mensch auf tiefste Weise mit seinen Eltern und Geschwistern, aber auch mit allen anderen Mitgliedern seines Familiensystems verbunden. Die später geborenen Familienmitglieder sind durch eine »primäre Liebe« an die früher geborenen gebunden. Dies gilt selbst dann, wenn diese

anderen Familienmitglieder unbekannt oder tabuisiert sind, wie zum Beispiel verheimlichte Halbgeschwister. Durch diese unbewusste Loyalität mit der Herkunftsfamilie nehmen wir Schuld und Unschuld von Frühergeborenen auf uns. So entsteht stellvertretendes Leid, auch Krankheit dadurch, dass man den tiefen unbewussten Wunsch in sich trägt, das Leid eines Früheren nachzuahmen. Dieses Bedürfnis hängt damit zusammen, dass es ein unbewusstes Familiengewissen gibt. Die Lösung wird möglich durch die liebende Achtung jener Familienmitglieder, die ein schweres Schicksal hatten.
Durch die Bindung an einen Partner entsteht dann später ein zweites Familiensystem: die gegenwärtige Familie. Sowohl hier als auch in der Herkunftsfamilie existiert eine natürliche Ordnung, deren Kenntnis für alle Beteiligten segensreich ist.

Die Familienaufstellungen

Nach seiner Zeit als Psychoanalytiker und nach der Auseinandersetzung mit Primärtherapie, Transaktionsanalyse und anderem entwickelte Hellinger seine eigene Form von Familienaufstellungen in Gruppen.
Nachdem der Klient kurz sein Problem geschildert hat, tritt er in die Mitte des Teilnehmerkreises. Nacheinander wählt er sowohl für sich als auch für die Familienmitglieder Stellvertreter aus der Gruppe und stellt sie nach seinem inneren Bild auf. Dann setzt er sich wieder. Immer wieder zeigt sich, dass völlig Fremde genau darstellen können, wie das Familienmitglied sich fühlt. Was häufig ans Licht kommt, ist die geheime seelische Dynamik hinter einer Krankheit oder einem psychischen Problem. Nachdem der Therapeut durch verschiedene Schritte eine Lösung gefunden hat, kann der Klient sich zumeist auch

selbst an seine Position stellen. Oft ist es am Schluss notwendig, bestimmten Personen noch wichtige Dinge zu sagen.
Es ist erstaunlich, dass sich fremde Menschen so gut in eine Person einfühlen können, von der sie nichts wissen. Bei einem Seminar hatte eine Klientin ihren Vater aufgestellt, den sie nahezu zwei Jahrzehnte nicht gesehen hatte. Die Art, wie sich in der Aufstellung sein Charakter darstellte und wie er sich zu einem Familientabu äußerte, stimmte in keiner Weise mit dem überein, was die Mutter über ihn berichtet hatte. Schon bald nach dem Seminar fasste sich die Klientin ein Herz und besuchte ihren Vater. Wie sie mir später erzählte, war sie ziemlich überrascht, dass der Vater sich exakt so verhielt wie sein Stellvertreter in der Aufstellung. Es ging sogar so weit, dass der Vater nicht nur inhaltlich dasselbe sagte wie sein Stellvertreter in der Gruppe, sondern dass er sich sogar identischer Worte bediente.

Lieber ich als du

Kinder trauen sich nicht, ihr Glück beim Schopf zu packen, wenn die Eltern schwer leiden.
Folgendes Beispiel betrifft eine etwa 50-jährige Frau, die unter Brustkrebs im Endstadium litt. Überall in ihrem Körper waren Metastasen, und es war ihr klar, dass der Tod nahe war. In Bezug auf ihre Familiengeschichte erzählte sie, dass sie sich noch heute am Sterbebett ihrer Mutter sehe. Damals war sie 17 Jahre alt. Die Mutter hatte Krebs und musste starke Schmerzen aushalten. Das Kind hielt die Hand der Mutter und dachte immer wieder: »Ich könnte den Krebs besser aushalten als du! Warum nur du, und nicht ich?« Sie erinnerte sich daran noch so gut, als sei es gestern gewesen.

Bert Hellinger nennt diese Dynamik »Lieber ich als du«. Über drei Jahrzehnte später ist der damalige Kinderwunsch in Erfüllung gegangen, doch das Leid der Mutter hat dies natürlich nicht lindern können. Ganz im Gegenteil: In Aufstellungen kann man erleben, dass der Stellvertreter des Toten unglücklich darüber ist, wenn ein Spätergeborener seinem Leid noch ein zusätzliches Leid hinzufügt. Der Satz des Klienten zu dem Toten »Du bist tot, ich lebe noch eine Weile, dann sterbe ich auch« hat dagegen etwas Versöhnliches. Je nach den Umständen wäre ein anderer Satz »Bitte segne mich, auch wenn ich bleibe.« Wenn ein Lebender es schafft, solche Sätze zu sagen, reagiert der Stellvertreter des Toten üblicherweise erleichtert, denn er weiß nun, dass es in der Familie gut weitergeht. Paradoxerweise stärkt es die Lebenskraft, wenn man sich den Toten liebevoll annähert. Im vorliegenden Fall allerdings ging es nur noch um die Vorbereitung auf den Tod.

Leiden ist leichter als lösen

Mancher tut sich schwer, in einer Familienaufstellung die lösenden Worte zu sagen, denn es ist wesentlich leichter zu leiden, als das Lösende zu tun. Wenn man dann den Klienten in die Augen des Toten blicken lässt und ihn statt des Obigen sagen lässt: »Aus Liebe zu dir folge ich dir nach« oder »Ich tue es für dich!«, kann etwas in Bewegung kommen, denn solche Sätze spiegeln die Wirklichkeit wider. Durch das Aussprechen dessen, was ist, was mancher Zuschauer als Provokation empfindet, wird dem Kranken im Angesicht des Toten möglicherweise klar: Sein Opfer bringt weder dem Toten Nutzen noch ihm selbst.

In meiner täglichen Arbeit mache ich des Öfteren die Erfahrung, dass manch einer, der im Seminar das Lösende noch nicht tun konnte, es später vollzieht: »Erst in den Wochen danach verstand ich langsam …«, höre ich in meiner Praxis nicht selten. Man darf hier nicht übersehen, dass Familienaufstellungen tiefe Erfahrungen sind, für welche die Seele Zeit braucht. Es kann lange dauern, bis es dem Klienten gelingt, den Familienmitgliedern aus dem Lösungsbild heraus zu begegnen. Allerdings vollzieht sich das Heilende auch zuweilen zügig.

Ein Beispiel aus der Einzelarbeit mit Symbolen: Frau mit Lebensangst und Übergewicht

In meiner praktischen Arbeit kann ich nicht immer auf eine Gruppe zurückgreifen und bediene mich daher auch der Hilfe von Symbolen: Ich gebe dem Klienten mit Pfeilen (Blickrichtung) markierte bunte Papierscheiben, die die Familienmitglieder darstellen. Diese Scheiben legt er anschließend nach seinem inneren Bild auf den Boden und stellt sich nacheinander in die Positionen. Auch ich als Therapeut gehe auf diese Symbole und fühle mich ein, bis ich ein »Körperbild« erhalte. Genau wie in der Gruppe suche ich dann eine Lösung für alle. Wenn der Klient diese Form von Arbeit ernst nimmt, kann sie eine heilende Wirkung haben.

Eine Frau hatte starkes Übergewicht und Lebensangst. Sie kam zu zwei Sitzungen und klagte auch über mangelnde Energie, ihren Alltag zu bewältigen. Außerdem sorgte sie sich um ihren Sohn, der ebenfalls stark übergewichtig war und mit psychischen Problemen zu kämpfen hatte. Als die Klientin die

Symbole auf den Boden legte, verwechselte sie mehrmals das Symbol für den Sohn mit dem ihren. Der Sohn stand neben ihr und es ging ihnen beiden sehr schlecht. Der Vater befand sich im Abseits. Alles sprach dafür, dass der Sohn etwas Schweres für die Mutter trug.

Die Mutter der Klientin hatte ihren jüdischen Vater und andere Verwandte im Konzentrationslager verloren. Als diese dazugestellt wurden, war zwar eine tiefe Schwere zu spüren, doch alle Familienmitglieder fühlten sich schlagartig besser. Nach verschiedenen Umstellungen sagte die Klientin ihrer Mutter: »Es war so schlimm für dich, den Vater zu verlieren! Ich fühle deinen Schmerz! Ich leide für dich!« Sie umarmte (in der Vorstellung) ihre Mutter und weinte gemeinsam mit ihr. Der Sohn wiederum sagte seiner Mutter, dass er seinerseits ihr das Schwere nicht zumuten wolle. Sein guter Platz war deshalb neben dem Vater, der aus einem weniger stark belasteten Familiensystem stammte.

Der nächste Schritt bestand darin, den jüdischen Großvater näher in den Blick zu nehmen. Ich stellte die Klientin neben ihre Mutter, so dass sie sich beide unmittelbar vor dem Opa befanden. Die Klientin zog es sofort weg: »Da will ich nicht hinschauen. Das ist furchtbar. Ich will weg von hier!« Ich ermunterte sie, dem Opa, dessen Foto sie noch besaß, ins Gesicht zu sehen.

Erst als sie dem Großvater und der Mutter sagte: »Auch in mir fließt jüdisches Blut«, löste sich ein tiefer Schmerz. Sie spürte, dass dieser Schmerz heilend war. Anschließend verbeugte sie sich mit der Mutter vor dem Großvater und drei weiteren, entfernteren jüdischen Familienmitgliedern. Sie zeigte ihnen ihren Mann und den Sohn und sagte ihnen: »Euch zur Freude bleibe ich. Im Jüdischen schöpfe ich Kraft. Bitte schaut freundlich auf mich und meinen Sohn.« Auf den Symbolen der Toten stehend konnte sie wahrnehmen, dass diese ihr, der Mutter und ihrer Familie wohlgesinnt sind und sich tatsächlich freuen, wenn sie bleiben. Im Lösungsbild für diese Familie hatten die jüdischen Verwandten einen guten Platz. Ohne sie ist ein gutes Weiterleben für alle Beteiligten nicht möglich.

Wie die Klientin erst nach der Aufstellung erzählte, hatte sie schon vor drei oder vier Jahrzehnten als Jugendliche immer die Sehnsucht gehabt, in einem Kibbuz zu arbeiten. Den Zusammenhang mit dem jüdischen Großvater hatte sie dabei nicht gesehen. Ähnlich ging es ihr mit dem schon seit langem existierenden Wunsch, irgendwann einmal gemeinsam mit der Mutter nach Israel zu fahren.

Zuweilen allerdings wird gehasst, was verdient, geliebt zu werden, damit man sich ihm nicht zu nähern braucht. Ein Neffe dieser Frau war kurzfristig Sympathisant der Neonazis und hasste die Juden. Glücklicherweise fand er noch den Weg zurück.

Wenige Wochen nach der Aufstellung nahm die Klientin 20 Pfund ab. Sie erzählte, dass sie weniger Schlaf brauche, mehr Kraft für die Arbeit habe und neue Aktivitäten entwickle. Auch der Sohn nahm parallel dazu 20 Pfund ab.

An dieser Stelle einige Worte über starkes Übergewicht. Jemand, der gleichzeitig sterben und auch leben will, der kann beispielsweise zur Vorsicht Nahrung hamstern. Aus Vorsicht isst er etwas mehr, als sein Körper benötigt, denn Essen bedeutet »Ich bleibe«. Wenn man sich aber bewusst macht, dass man tatsächlich bleiben darf, dann kann man wieder auf normale Weise essen. Wie in dem obigen Beispiel gelingt dies, wenn man die ausgeklammerten Personen in sein Herz nimmt und den Familienmitgliedern mit Kraft sagt, dass man bleibt.

Damit kein Missverständnis entsteht, muss darauf hingewiesen werden, dass der beschriebene psychische Zusammenhang selbstverständlich nicht auf alle Übergewichtigen zutrifft. Die hier beschriebene Dynamik wurde zum ersten Mal von Bert Hellinger aufgezeigt und dargestellt. Er rät dem Fettsüchtigen, wenn er Hunger hat, zu sagen: »Ich bleibe.«[7]

Das Achten und Ehren im Kind-Eltern- und im Mann-Frau-Verhältnis

In Familienaufstellungen achtet der Therapeut auf die Grundeinstellung, die der Klient gegenüber seinen Eltern zeigt. Wer seine Eltern massiv verachtet oder hasst, für den kann und darf der Therapeut nichts tun, außer ihn mit der Reue in Kontakt zu bringen. Zu den Verstrickungen mit den Eltern darf der Therapeut nur jenen hinführen, der seinen Eltern ein Mindestmaß an Mitgefühl und Achtung entgegenbringt. In den hier vorgestellten Märchen »Der alte Großvater und der Enkel« und »Wie eine Königstochter sieben Jahre geschlafen« werden wir ausführlicher darauf eingehen, dass auch die Achtung sterbender und verstorbener Eltern von großer Wirkung ist.
Im Eltern-Kind-Verhältnis ist das Achten und Ehren der Eltern wichtig, da wir von den Eltern nehmen und die Eltern uns alles geben. Insbesondere haben sie uns das Leben gegeben. Wenn wir sie verachten, verachten wir uns damit selbst, da wir Vater und Mutter *sind*. Mann und Frau dagegen befinden sich auf der gleichen Stufe, jeder gibt und nimmt, aber auch hier hat die Verachtung problematische Folgen. Im Übrigen zeigt die Erfahrung, dass der, der den Partner verachtet, mit dieser Verachtung eigentlich meist einen Elternteil meint! Auch im Verhältnis von Mann und Frau ist eine Herabsetzung

und Verachtung von Übel. Wie tief greifend und schnell eine eigene Haltungsänderung positive Folgen haben kann, zeigt folgendes Beispiel: Eine geschiedene Frau rief mich an und beklagte sich darüber, dass sich ihr Mann in allen Fragen, die das gemeinsame Kind beträfen, nur feindselig und unkooperativ verhielte. Bei Treffen im Jugendamt gebe dieser ihr noch nicht einmal die Hand. Das ginge nun schon seit längerer Zeit so, und insbesondere seine Aggression halte sie einfach nicht mehr aus. Zwischen den Zeilen war deutlich zu hören, dass sie den Mann verachtete. Ich gab ihr den Rat, folgende Übung in der Stille zu machen: sich vor dem Mann tief zu verneigen und ihm als Vater des Kindes einen Platz im Herzen zu geben. Auch wenn eine Ehe geschieden ist, so bleibt doch die Elternschaft bestehen.

Die Frau folgte meinem Rat und schrieb mir schon nach wenigen Tagen in einem Brief, dass die Übung sogleich gewirkt habe. Beim nächsten Treffen im Jugendamt habe der Mann sie freundlich angeblickt und ihr zum ersten Mal wieder die Hand gereicht. Nach langer Zeit konnte sie in harmonischer Atmosphäre mit dem Mann über die Belange des Kindes reden. Das Verhalten des Mannes ihr gegenüber war in kürzester Zeit zum Guten verändert – und dies, obwohl die Frau doch nur in aller Stille ihre Haltung dem Mann gegenüber korrigiert hatte und mit ihm nicht in Kontakt getreten war! Doch die Änderung einer inneren Haltung hat oft erstaunliche Folgen. Von dieser Änderung profitiert in diesem Beispiel vor allem das Kind.

Der Tod in der Familie: Verstorbene Kinder, Eltern und Geschwister

Wenn viele in der Familie tot sind: »Die schöne junge Frau und der Wanderer«

Es war einmal eine schöne junge Frau, die hatte keinen Mann, keinen Vater und keine Mutter, auch keine Brüder und Bekannten, die waren alle schon gestorben. Sie lebte allein in einem kleinen Haus am Ende der Stadt und niemand kam zu ihr, sie ging auch zu niemandem hin.
Da kam an einem Abend ein schöner Wanderer zu ihr, machte die Türe auf und rief: »Ich bin ein Wanderer und war weit in der Welt; ich will hier rasten, ich kann nicht mehr weitergehen!«
Die junge Frau sagte: »Bleib nur hier! Ich gebe dir ein Polster, darauf kannst du schlafen, und wenn du willst, so gebe ich dir auch Speise und Trank!«
Der schöne Wanderer legte sich gar bald nieder und sagte: »Jetzt schlafe ich wieder einmal, lange Zeit schon habe ich nicht geschlafen!«
Die junge Frau fragte: »Seit wann hast du denn nicht geschlafen?«
Der Mann erwiderte: »Liebe Frau, in tausend Jahren schlafe ich nur eine Woche.«
Da lachte die Frau und sprach: »Du scherzest, nicht wahr? Du bist ein schlimmer Mann!«
Der Wanderer aber schlief schon und in der Frühe, als er

aufstand, sagte er: »Du bist eine schöne, junge Frau! Wenn du willst, so bleibe ich hier noch eine Woche.« Die Frau willigte gerne ein, denn sie liebte schon den schönen Wanderer.

Einmal schliefen sie und da weckte die Frau den schönen Mann auf und sagte: »Lieber Mann, ich hatte einen bösen Traum. Mir träumte soeben, du wärest kalt und weiß geworden und wir fahren auf einem schönen Wagen, den sechs weiße Vögel zogen. Du bliesest in ein großes Horn, da kamen tote Menschen heran und gingen mit dir, denn du warst ihr König.«

Darauf erwiderte der schöne Mann: »Das ist ein böser Traum!« Er stand gleich auf und sagte: »Geliebte, ich muss gehen, denn in der Welt ist jetzt lange niemand gestorben; ich muss gehen! Lass mich los!«

Da weinte die Frau und sprach: »Nicht weggehen! Bleib bei mir!«

Der Mann aber erwiderte: »Ich muss gehen; behüt dich Gott!«

Die Frau aber schluchzte, als er ihr die Hand reichte, und sprach: »Sag mir, lieber Mann, wer bist du denn?«

Da sagte der Wanderer: »Wer es erfährt, der stirbt! Du fragst mich vergebens danach! Ich sage es dir nicht, wer ich bin.« Da weinte die junge Frau und sprach: »Ich will alles erdulden, sag mir nur, wer du bist!«

Darauf sagte der Mann: »Gut, dann kommst du mit mir: Ich bin der Tod!« Die junge Frau erschrak und starb.

(Märchen der transsilvanischen Zigeuner)[8]

Zum Märchen

Wenn alle Familienmitglieder verfrüht gestorben sind, besitzt für den Zurückgebliebenen der Himmel in der Regel wesentlich mehr Anziehung als die Erde. Im Himmel aber sind die

Toten. In diesem Märchen ist dem Tod von seiner Ausstrahlung und Wirkung her nicht zu widerstehen: Er ist zum Verlieben schön! Für das Bewusstsein hat der Tod etwas Erschreckendes, doch für die Seele stimmt dies keineswegs. Die Sehnsucht, den verstorbenen Verwandten zu folgen, ist so stark, wie leidenschaftliche Liebe nur sein kann; das zumindest ist das Bild, dessen sich das Märchen bedient. Gegen die Liebe zum Tod sind alle anderen Einflüsse machtlos.
Was hier geschildert wird, betrifft nicht das bewusste Wollen der Frau, sondern es betrifft die Seelenebene: Die Frau will noch nicht sterben, aber in der Seele ist ihr liebender Drang nach Gemeinsamkeit mit den Toten übermächtig.
Deutlich wird auch, dass der Tod sich ankündigt. Im Märchen wird dies durch den Traum ausgedrückt, der ja die Sprache des Unbewussten ist. Der Tod will nicht uns, sondern der überlebende Verwandte will ihn – ohne es zu wissen: »... Ich muss gehen! Lass mich los!«, bittet der Tod. Doch die Frau will den Tod nicht gehen lassen. Ihre Sehnsucht nach ihren Lieben ist zu groß.

Eine junge, lebensmüde Klientin hatte ein ähnliches Schicksal wie die Frau im Märchen: Sie wuchs die ersten Jahre ihres Lebens im Kinderheim auf, da ihre Mutter an Tuberkulose litt. Der Vater war verschollen. Ab dem vierten Lebensjahr lebte die Klientin wieder bei der dauerhaft schwer kranken Mutter und dem Stiefvater, der durch Selbstmord aus dem Leben schied. Während der Pubertät starb die Mutter dann an Tuberkulose, so wie schon deren eigene Mutter (die Oma) infolge einer tödlichen Infektionskrankheit die Mutter als Sechsjährige allein zurückgelassen hatte.
Wie fühlt sich ein Kind, dessen Mutter dauernd am Sterben ist? Es fühlt sich schuldig, wenn es gesund ist. Es traut sich

nicht, fröhlich und glücklich zu sein; in diesem Fall sagte es zu seiner Mutter, die ihrer eigenen früh verstorbenen Mutter folgen wollte: »Lieber gehe ich als du, liebe Mama.« Im Märchen verliebt sich die Frau in den Tod, was im Kernpunkt dasselbe ausdrückt.

In der Familienaufstellung kam neues Leben in die Klientin, als sie den Schmerz über den frühen Tod und die Abwesenheit der Eltern zum Ausdruck brachte. Auch die Großmutter hatte einen intensiven Bezug zur Enkelin. Die Frau nahm ihre Großmutter in den Arm und sagte sowohl ihr als auch der Mutter und dem schmerzlich vermissten Vater: »Im Andenken an euch geht es jetzt gut weiter. Das bin ich euch schuldig!« Fatalerweise glauben Kinder, sie seien den Toten schuldig, dass sie ebenfalls sterben und leiden.

Auf den folgenden Seiten wird noch des Öfteren davon die Rede sein, dass ein Mensch »geht« oder einem toten Familienmitglied »folgt«. Was bedeutet das konkret? Es kann lebensbedrohliche Krankheit, psychisches Leiden, Unfalltod oder Ähnliches bedeuten. Allerdings kann jemand, der zum Beispiel einer früh verstorbenen Schwester folgt, auch körperlich gesund bleiben und 90 Jahre alt werden. Schaut man jedoch genau hin, erkennt man: Der Betreffende hat die meiste Zeit so gelebt, als wäre er schon tot, als wäre er mit einem Bein schon immer im Jenseits gewesen. Solche Menschen wirken apathisch, so, »als seien sie gar nicht ganz da«. Oft geschieht es, dass in einem solchen Fall ein Kind in die Bresche springt: Unbewusst sagt es dann: »Lieber Vater (oder »Liebe Mutter«), lieber gehe ich als du. So kannst du bleiben.« Ein auf diese Weise verstricktes Kind, so erzählte mir eine Mutter, ging öfter »blind« über die Straße und hatte Glück, nicht überfahren zu werden. Außerdem hatte das Kind als Siebenjährige auf gefährliche Weise am hoch gelegenen Fensterbrett »balanciert«.

Ein anderes Beispiel für die hier beschriebene Gefährdung: Eine junge Klientin kommt in die Praxis, weil sie unter nervlichen Zusammenbrüchen leidet und Stimmen von Geistwesen hört. Sie selbst ist der Ansicht, dass sie innerhalb ihrer spirituellen Entwicklung eine »Kundalini-Krise« erlebe. Bislang hat ihr kein Arzt helfen können. So wie oben beschrieben, mache ich mit ihr eine Familienaufstellung mit Symbolen. Deutlich erkennt man die Sehnsucht der Klientin, zu sterben; sie will für ihre Mutter sterben. Ein Befragen in Bezug auf die Familiengeschichte der Mutter gibt allerdings keinen Hinweis darauf, warum die Mutter sterben will.

Die Lösung in solchen Fällen wäre, sich tief vor der Mutter zur verbeugen und ihr in Liebe und Achtung das Schwere zu lassen, weil es einem selber als Kind nicht zusteht, es zu tragen. Die Klientin verachtete jedoch beide Eltern massiv und zeigte wenig Mitgefühl. So lasse ich sie zur Mutter sagen: »Ich trage es gerne für dich – bis zum Letzten.« Ich lasse die Klientin nicht im Unklaren darüber, dass sie gefährdet ist und eigentlich sterben will.

Einige Wochen nach dieser Sitzung ruft sie mich an und sagt, dass das »alles Blödsinn gewesen ist, was Sie mit mir in der Sitzung gemacht haben. Ich bin in keinerlei Weise lebensmüde oder gefährdet. Ich wollte Ihnen nur sagen, dass Sie sich getäuscht haben!« Ich gebe zur Antwort, dass sie selbstständig entscheiden muss, was sie mit dem Ergebnis der Sitzung anfängt, doch dass ich als Therapeut bei meiner Wahrnehmung bleibe.

Daraufhin will sie wissen, was denn »Gefährdung« konkret bedeuten kann. »Gefährdung« bedeutet, dass ein Sog ins Jenseits besteht, auch wenn das Bewusstsein davon nichts wahrnimmt. Zum Beispiel, so erzähle ich ihr, kann man sich unbewusst in gefährliche Situationen begeben, ein Felsbrocken kann einen Meter vor oder hinter einem zu Boden gehen, man steigt in einen gefährdeten Zug oder ein Flugzeug ein. Als ich das gesagt habe, wird die Klientin plötzlich nachdenklich und erzählt Folgendes: Einige Tage nach der Erstsitzung ging sie durch die Fußgängerzone der Stadt und unmittelbar hinter ihr fiel von einer Dachfassade ein schwerer Stein herunter, der sie hätte erschlagen können. Erst jetzt begann sie zu begreifen, wie ernst es stand.

Wenn Geschwister sterben: »Der Bruder beim Bruder im Jenseits«

Es geschah vor langer, sehr langer Zeit und nicht irgendwo, sondern in unserem Lande, da lebten zwei Brüder – Ostap und Ivan. Sie lebten auf demselben väterlichen Hof und achteten und liebten einander sehr – sie lebten ganz einträchtig miteinander. Aber die Hofarbeit ist schwer und die Abgaben sind lastend – die Kosakenhauptleute ließen sie nicht wie Menschen leben: Jeden Tag, den Gott werden ließ, zur Arbeit und jeden Tag auf den Beinen! Der ältere Bruder Ostap hielt ein solch schweres Leben nicht aus – der Arme starb. Man beerdigte ihn, wie es sich gehört, nach dem Gesetz. Der jüngere Bruder blieb als Herr über den ganzen Hof zurück. Es wurde ihm schwer, so allein zu leben; er grämte sich und verzehrte sich nach Ostap – aber was ist da zu tun, es ist eben Gottes Wille.

Ivan lebt nun allein und vergießt Tränen, der Arme; die Welt gefällt ihm nicht mehr, der Kummer drückt ihm bei solch qualvollem Leben das Herz ab – er hat niemanden, mit dem er sich offen beratschlagen oder mit dem er sprechen könnte. Einmal sitzt er so am Tisch, den Kopf auf die Arme gelegt; er grämt sich und sinnt, was er tun soll und wie er sich im Leben helfen könnte. »Ach«, denkt er, »ich werde heiraten, dann habe ich wenigstens eine verwandte Seele.« So überlegte er bei sich und schickte Brautwerber zu einer armen, aber aus ehrsamem Hause stammenden Waise. Die Waise willigte ein, ihn zu heiraten, und nahm die Hochzeitswerbung an.

Alles war schon für die Feier vorbereitet. Am Sonnabend gegen Abend, als das Mädchen mit den Freundinnen zu den Verwandten lief, um sie zum Fest einzuladen, kam Ivan der Gedanke, zum Bruder Ostap auf den Friedhof zu gehen und ihn zur Hochzeitsfeier einzuladen. Er ging also auf den Friedhof und nahm eine Eichel mit, um sie beim Grab des Bruders zur Erinnerung an seine Hochzeit zu pflanzen. Er kam zum Friedhof, setzte die Mütze ab, bekreuzigte sich noch einmal und pflanzte die Eichel zu Füßen des Grabes; dann ging er an das Kopfende und sprach leise und unter Tränen: »Bruder, du mein Einziger, ich bitte dich zur Hochzeitsfeier zu mir, es war mir leid, als einsamer Mensch ohne eine verwandte Seele zu leben.«

Kaum hatte er diese Worte gesprochen, als das Grab sich auftat und Ivan dort seinen Bruder Ostap erblickte. »Komm her, Bruder!«, sprach Ostap zu ihm, »lass uns ein wenig miteinander sprechen.« Da ging Ivan zu Ostap ins Grab und hinter ihm schloss sich die Erde. Ivan schaute sich um und er erkannte, dass Ostap nicht im Sarg lag, sondern wie ein Mönch in seiner Zelle lebte. Ostap zündete eine Wachskerze an, beide setzten sich an den Tisch und begannen, einer den anderen auszufragen, wie ein jeder von ihnen lebt. Ivan erzählte Ostap, wie qualvoll sein und das menschliche Leben auf der Welt sei. Lange lauschte Ostap der Erzählung des Bruders und nickte ständig mit dem Kopf und als Ivan endlich mit dem Sprechen

aufhörte, sagte der Bruder zu ihm: »Elend und ungerecht ist euer Leben auf der Welt, nach Gottes Willen darf man so nicht leben. Nun höre lieber, wie man hier bei uns lebt und wie auch ihr leben sollt.«
Ostap nahm vom Wandbrett irgendein dickes, sehr dickes Buch und begann darin zu lesen: Und ... Herrgott! Wie schön es dort geschrieben steht: »Einer liebt den anderen, einer hilft dem anderen, hier gibt es weder Reiche noch Arme, Starke oder Schwache – alle sind gleich, alle nennen sich Brüder.« Und noch vieles, vieles andere las er daraus vor. Er liest das Buch und Ivan ist davon so gefangen, dass er sich auf keine Weise losreißen kann und alles anhört. Die eine Kerze brannte nieder, und Ostap fragt Ivan: »Ist es nicht schon Zeit für dich, wieder nach Hause zu gehen, denn es dauert schon recht lange.«
»Nein, Bruder, ich möchte wenigstens noch ein bisschen aus diesem Buch hören, es soll mir wenigstens scheinen, dass auch ich unter diesen guten Menschen lebe und in dieser Welt.« Auch die dritte Kerze brannte nieder, und Ostap liest immer noch. Ivan stand vom Tisch auf, verbeugte sich vor Ostap und sagte: »Ich würde gerne, Bruder, ununterbrochen deinem Vorlesen zuhören, aber es ist Zeit für mich, nach Hause zu gehen, denn dort wartet man auf mich.« Ivan nahm von Ostap Abschied, die Erde tat sich auf und Ivan ging hinaus auf die Erde. Er hatte kaum Zeit, sich umzudrehen, schon stand statt jener Tür, aus der er herausgekommen war, nur noch das Grab da. Ivan schaute rings um sich und bemerkte, dass zu Füßen des Grabes seines Bruders eine gesunde, starke, schon etwas modrige Eiche lag. »Was für ein Wunder!«, dachte Ivan, »als ich hierher kam, war keine Eiche da. Jetzt liegt eine da – wer hat sie wohl hierher gebracht?« Er verwunderte sich noch mehr, denn der Baumstumpf dieser Eiche ragte noch aus der Erde zu

Füßen des Grabes Ostaps hervor. »Diese Eiche ist doch nicht etwa von jener Eichel, die ich gerade gestern Abend gesetzt habe, als ich kam, um Ostap zur Feier einzuladen?!«, dachte Ivan wieder. So überlegte Ivan, dachte nach, verwunderte sich und ging zu seinem Hof. Als er so nach Hause ging, blickte er staunend um sich und verwunderte sich von neuem: »Was für ein merkwürdiger Zufall, als ob es ein anderes Dorf geworden wäre.« Nichts und niemanden erkennt er wieder.

Ivan kam zu seinem Hof schaute – auch dort war irgendetwas anders: noch dieselbe Stelle, wo sein Hof gewesen war, aber es ist nicht dasselbe Haus, sind nicht dieselben Schuppen, und es wohnen nicht mehr die Leute dort, die er zurückgelassen hatte, als er zum Bruder ging. Aus dem Hause kamen irgendwelche fremden, unbekannten Leute, und sie fragen Ivan: »Was willst du?«

»Wie – was willst du? Das ist doch mein Hof, mein väterliches Erbe!? Habt ihr etwa vergessen, dass ich gestern Abend zum Bruder an das Grab gegangen bin, um ihn zu mir zur Hochzeitsfeier zu bitten!? Habt ihr mich, den Ivan, etwa schon vergessen?!«

Die Leute wundern sich über Ivan und über seine Worte. »Was verwirrst du uns, guter Mann, den Kopf? – Vor langer Zeit einmal, so erzählen die alten Leute, ging ein Bruder den Bruder am Grabe zu sich zur Hochzeitsfeier bitten, aber es ist vielleicht schon mehr als dreihundert Jahre her, als das geschah. Komm zur Besinnung, guter Mann, denn das ganze Dorf wird über dich lachen, wenn du so etwas schwätzest«, sagen die Leute zu Ivan. Ivan wollte diesen Leuten noch sagen, dass das sein Hof vom Großvater, vom Urgroßvater her sei und dass er erst gestern Abend auf den Friedhof gegangen sei, um den Bruder zur Hochzeitsfeier zu rufen, aber was war zu machen – alle lachten über Ivan, wie über einen Wahnsinnigen.

So ging Ivan umher, er fand keine Zuflucht mehr, niemand nahm ihn auf und so ging er wieder auf den Friedhof zum Bruder. – Lass mich, Bruder, wieder zu dir, denn auf dieser Welt ist kein Platz mehr – niemand nimmt mich mehr auf!«
Und von neuem tat sich die Erde über dem Sarg Ostaps auf. Ivan ging hinein, die Erde schloss sich, und seit jener Zeit sah niemand Ivan jemals wieder auf dieser Welt.
Man könnte noch sagen, dass genauso viele Kerzen niederbrannten, während Ostap in der Zelle jenes Buch las, wie jeweils hundert Jahre seit der Zeit vergingen, als Ivan zum Bruder gekommen war. Und die Eiche, die schon modrig am Grabe Ostaps lag, stammt von ebenjener Eichel, die Ivan dort setzte, als er Ostap zur Feier rufen kam.

(Weißrussland)[9]

Zum Märchen

In der Seele sind Geschwister wesentlich enger miteinander verbunden, als das allgemein bekannt ist. Unabhängig davon, ob sie, wie es im Märchen heißt, »einander liebten«, leiden Geschwister mit ihren Brüdern und Schwestern in der Seele mit, insbesondere dann, wenn jemand dauerhaft schwer erkrankt oder frühzeitig gestorben ist. Dabei spielt keine Rolle, ob noch eine bewusste Erinnerung an den Toten vorhanden ist. Wenn in der Geschwisterreihe jemand früh stirbt, trauen sich die Überlebenden oft nicht, ihr Leben positiv zu gestalten.

Dazu eine Fallgeschichte: Eine Frau litt unter Depressionen, die lange mit Psychopharmaka behandelt worden waren, und hatte Angst vor Krebs. Sie hatte ihren Ehemann verlassen und sorgte sich nun um einen der Söhne, der magersüchtig war. In der Familienaufstellung (mit Symbolen) wurde deutlich, dass sie ihren verstorbenen fünf Geschwistern folgen wollte, von denen drei früh an Krebs gestorben waren. Doch der kranke Sohn sagte: »Liebe Mama, lieber gehe ich als du.« Der gute Platz des Magersüchtigen war im Bannkreis des Vaters und die Klientin stimmte dem schweren Herzens zu.

Sie erkannte auch, dass sie dem Mann ein Unrecht angetan hatte. Er liebte sie noch immer und trug schwer an der Trennung. Die Frau hatte den Mann nie als Mann genommen, denn stets hatte sie es zu den toten Geschwistern gezogen. Sie hatte geglaubt, dass die Toten ein schlechteres Los gezogen hatten als sie. Doch in der Familienaufstellung verbaten sich die Toten diese Ansicht! Sie waren auch sehr betroffen, als die Klientin mit starker und überzeugender Stimme sprach: »Aus Liebe zu euch bekomme ich nun auch Krebs!«

Den Toten ging es erst gut, als die Schwester ihnen – jedem einzeln – sagte: »Dein Tod war schlimm für mich. Du fehlst mir sehr. Dir zur Freude mache ich was aus meinem Leben, und wenn meine Zeit gekommen ist, sterbe ich auch.« Bei einem von den drei an Krebs Verstorbenen zerriss es ihr fast das Herz, denn sie hatte ihn bis zum Schluss gepflegt. Auch ihn umarmte sie fest in ihrer Vorstellung. Als sie ihm den lösenden Satz sagte, weinte sie nicht nur, sondern langsam brach auch ein Lächeln durch.

Das Ehren der Toten bringt für die Lebenden das Leben, nicht den Tod. Wir brauchen sie nicht zu fürchten. Die toten Geschwister wollten nur, dass ihrem Leid nicht ein zusätzliches hinzugefügt wird. Doch die Klientin hätte sich nie vorstellen können, dass sie sich wirklich trauen durfte, zu leben. »Ich dachte immer, sie wären neidisch, wenn ich hier ein gutes Leben habe«, war sie früher immer überzeugt gewesen.

Diese Familienaufstellung mit Symbolen fand in zwei aufeinander folgenden Sitzungen innerhalb von 14 Tagen statt. Der magersüchtige Sohn hatte stets ein schlechtes Verhältnis zu seiner Mutter gehabt. Als die Frau schon nach der ersten Sitzung begann, dem Sohn ganz im Stillen immer wieder zu sagen: »Ich stimme zu, wenn du jetzt zum Vater gehst. Ich bleibe deine Mutter in Liebe«, hatte sie daraufhin einen Traum: Es war Muttertag und der Sohn schenkte ihr einen Strauß Blumen. Auch im wirklichen Leben ging er jetzt ganz anders mit ihr um; er war viel freundlicher als früher. Hier wird deutlich, wie wirksam das innere Sprechen mit einem Familienmitglied sein kann.

Es sei noch ergänzt, dass sich meiner Erfahrung nach in Fällen wie dem obigen der Mann häufig eine Geliebte sucht, denn die Frau hat ihn nicht ganz als Mann nehmen können. Die Frau und die Gesellschaft sehen dann in dem Mann den »Bösen«, den die Frau zu Recht verlassen hat. Doch schaut man genauer hin, bleibt dem Mann gar keine andere Wahl, wenn die Frau sich ihm verweigert. Selbstverständlich gibt es auch den umgekehrten Fall: Eine Frau sucht sich einen Geliebten, weil ihr Mann noch zu sehr mit seiner Herkunftsfamilie oder mit einer früheren Frau verbunden ist.

Der hier beschriebene Fall ähnelt der im Märchen erzählten Situation. Ivan verlässt seine Braut und folgt Ostap ins Grab. Die Liebe zum Bruder ist stärker als die Liebe zur Partnerin. Ivan trauert um den Toten. »Was ist da zu tun?«, heißt es im Märchen. Um den Kummer zu vergessen, nimmt Ivan eine Braut: »Ich werde heiraten, dann habe ich wenigstens eine verwandte Seele.« Da die Braut Ersatz für den fehlenden Bruder sein soll, ist eine gleichwertige, hoffnungsvolle Partnerschaft von vornherein nicht zu erwarten. Ivans Bindung an den Bruder ist zu groß, als dass da noch Platz für eine Frau wäre. Wenn er eine Frau heiratet, hat das problematische Folgen, genau wie das im obigen Beispiel der Frau gegenüber ihrem Ehemann der Fall ist.

Die Braut im Märchen ist eine »Waise«, wie auch unser Held durch den Tod des Bruders verwaist ist. Wenn der Mann und die Frau sich auf eine Partnerschaft oder Ehe einlassen, ist zu erwarten, dass der Partner Gegenstand von Projektionen wird. Beide müssen für den anderen unbewusst jemanden repräsentieren. Darin besteht allerdings nicht nur eine Gefahr, sondern auch eine Chance, wenn dies irgendwann erkannt wird. Wenn Ivan zum Beispiel im Lauf der Zeit tatsächlich erkennen würde, dass die Frau ihm den toten Bruder doch nicht ersetzen kann, sondern dass er sie als Frau und eigenständigen Menschen nehmen muss, könnte er doch noch glücklich werden. Das Problem mit dem Bruder kann Ivan letztlich nur in der eigenen Seele und im Angesicht des Toten lösen.

Doch Ivan hat sich entschieden, den Gang in die Jenseitswelt anzutreten: Er geht in Ostaps Grab und »hinter ihm schloss sich die Erde«. Ivan kann sich von seinem Bruder nicht losreißen, doch der Bruder reagiert ähnlich wie der Bruder der Frau in der obigen Fallgeschichte: »Ist es nicht schon Zeit für dich, wieder nach Hause zu gehen (...)«

Die Erfahrung mit Familienaufstellungen zeigt: Die Stellvertreter der Toten wünschen sich in erster Linie, dass die noch lebenden Verwandten die Pflichten ihres Lebens ernst nehmen. Doch wie Ivan wollte auch die obige Klientin das nicht gerne hören. Sie trauen sich nicht, im Angesicht ihrer früh verstorbenen Angehörigen ihr Leben zu nehmen und glücklich zu werden.

Ivan lehnt Ostaps Bitte ab. Er will sich als Toter fühlen: Es »soll mir wenigstens scheinen, dass auch ich unter diesen guten Menschen [im Totenreich] lebe und in dieser Welt«. Als sich Ivan dann irgendwann doch entscheidet, zu gehen, ist es zu spät. Die Lebenschancen auf der Erdenwelt sind vergeben und vorbei. Wer zu den Toten geht, der lebt seelisch in einer anderen Zeit. Die reale Welt entwickelt sich ohne ihn weiter. Wenn ein totes Geschwister nicht mitgezählt, sondern tabuisiert wird, identifiziert sich meist einer der noch Lebenden mit ihm. Ein junger Mann klagte darüber, dass er »wie ein Toter durch die Welt laufe«, er fühle sich wie »eingefroren«, steif, könne weder streiten noch sich mit anderen Menschen auseinander setzen. Seine Introversion empfinde er nicht als normale psychische Veranlagung, sondern als krankhaft.

In der Familienaufstellung wurde deutlich, dass der Klient mit einer Fehlgeburt seiner Mutter, dem jüngsten Kind in der Geschwisterreihe, identifiziert war. Der Vater konnte das tote Kind, ein Mädchen, zwar anschauen und um seinen Tod trauern, doch die Mutter war dazu nicht in der Lage. Innerlich war sie damals »mitgestorben«. Der Klient trug die Gefühle der toten Schwester und sagte seinen Eltern mehrmals: »Ich bin der Rudi und nicht meine jüngere Schwester!« Am bewegendsten für den Klienten war es, als er der Schwester in die Augen sah und ihr sagen konnte, dass sie einen Platz in der Geschwisterreihe habe und dass er ihr zum Andenken seine Streit- und Unternehmungslust und Extraversion entdecke.

Nach der Aufstellung berichtete der Klient, dass er nie verstanden habe, warum all seine Brüder immer tun konnten, was sie wollten, er jedoch nicht. Immer verbot ihm die Mutter die verschiedensten Aktivitäten, weil sie dauernd befürchtete, er könne sterben. So musste er stets zu Hause bleiben. Der Mann vertrat nicht nur für die Mutter, sondern für die ganze Familie die tote Schwester. So lebte er »wie ein Toter«.

Aus therapeutischer Sicht ist es alles andere als harmlos, wenn ein Klient einen Toten in der Familie repräsentiert oder ihm folgt. Auch das Märchen zeigt den Ernst der Situation klar auf. Für viele Menschen, die einem Toten folgen, gibt es kein Zurück mehr zum Gegenwärtigen. Über sie geht die (Lebens-) Zeit hinweg wie ein »paar Flügelschläge«; dabei waren es »dreihundert Jahre«.

Wenn ein Kind stirbt: »Das Totenhemdchen«

Es hatte eine Mutter ein Büblein von sieben Jahren, das war so schön und lieblich, dass es niemand ansehen konnte, ohne ihm gut zu sein, und sie hatte es auch lieber als alles auf der Welt. Nun geschah es, dass es plötzlich krank ward und der liebe Gott es zu sich nahm; darüber konnte sich die Mutter nicht trösten und weinte Tag und Nacht. Bald darauf aber, nachdem es begraben war, zeigte sich das Kind nachts an den Plätzen, wo es sonst im Leben gesessen und gespielt hatte; weinte die Mutter, so weinte es auch, und wenn der Morgen kam, war es verschwunden. Als aber die Mutter gar nicht aufhören wollte zu weinen, kam es in einer Nacht, in dem Hemdchen, in welchem es in den Sarg gelegt war, und mit dem Kränzchen auf dem Kopf, setzte sich zu ihren Füßen auf das Bett und sprach: »Ach Mutter, höre doch auf zu weinen, sonst kann ich in meinem Sarge nicht einschlafen, denn mein Totenhemdchen wird nicht trocken von deinen Tränen, die alle darauffallen.« Da erschrak die Mutter, als sie das hörte, und weinte nicht mehr. Und in derselben Nacht kam das Kindchen wieder, hielt in der Hand ein Lichtchen und sagte: »Siehst du, nun ist mein Hemdchen bald trocken, und ich habe Ruhe in meinem Grab.« Da befahl die Mutter dem lieben Gott ihr Leid und ertrug es still und geduldig, und das Kind kam nicht wieder und schlief in seinem unterirdischen Bettchen.

(Deutsches Märchen: Brüder Grimm)[10]

Zum Märchen

Beim Lesen dieses Grimm'schen Märchens könnte sich der Gedanke entwickeln, dass Tote und Lebende vielleicht seelisch enger miteinander verbunden sind, als man das allgemein vermutet. Wirken nicht nur die Toten in das Reich der Lebenden hinein, sondern auch umgekehrt die Lebenden in das Reich der Toten?

Ohne Zweifel ist der Tod eines Kindes, auch der Tod eines neugeborenen Kindes, ein tiefer Einschnitt. Welche Folgen ein solcher Tod haben kann, zeigt folgender Fall: Ein Ehepaar hat drei lebende Kinder und eines, das bei der Geburt verstorben war, das älteste der vier. Dieses verstorbene Kind wurde tabuisiert, es wurde nicht mitgezählt. Selbst das Geschlecht des Kindes hatte man vergessen. Überall erzählten die Kinder, dass sie zu Hause zu dritt seien. Auch die Eltern sprachen in Gegenwart von Verwandten und Freunden von »unseren drei Kindern«. Es war offensichtlich, dass das tote Kind keinen Platz im Bewusstsein der Familienmitglieder hatte. Darauf hat es jedoch ein Recht.

Das älteste der drei lebenden Kinder war ein neun Jahre alter Junge, der wegen Verhaltensstörungen und Selbstmordgefährdung in kinderpsychiatrischer Behandlung war. Die Mutter der Kinder stellte ihre Gegenwartsfamilie am ersten Tag einer Familienaufstellung auf. Es wurde deutlich, dass eigentlich *sie* diejenige war, die gehen wollte; *sie* wollte dem verstorbenen Kind nachfolgen. Doch das älteste Kind sagte zur

Mutter: »Lieber gehe ich als du, liebe Mama. Für dich ist es zu schwer!« Im weiteren Verlauf der Aufstellung ging es darum, dass das verstorbene Kind wieder einen Platz in der Familie erhielt und die Eltern gemeinsam um den Tod des Kindes trauerten. Doch die Klientin tat sich schwer, den Schmerz ganz zuzulassen. Sie weinte wie die Frau im Märchen, doch sie sah das tote Kind nicht wirklich. Die lösenden Sätze zum verstorbenen Kind kamen nur halbherzig aus ihrem Mund.

Am nächsten Morgen des Seminars berichtete die Frau, was sich ereignet hatte, als sie am Tag zuvor am Spätnachmittag nach dem Seminar nach Hause gekommen war. Der gefährdete Sohn stürmte auf die Mutter zu und sagte aus heiterem Himmel: »Ich sterbe gerne für dich, Mama!« Die Frau war erschüttert darüber, aber auch später erschüttert über ihre eigene spontane Reaktion: Sie brüllte den Sohn an: »Tu's doch!« Sie fühlte sich zutiefst schuldig, dass der Sohn ihr das Schwere abnehmen wollte. Doch diese Schuldgefühle der Mutter machen natürlich alles nur noch schlimmer, denn der Sohn handelt ja aus Liebe für sie. Schuldgefühle sind oft ein bequemer Weg, der Lösung aus dem Weg zu gehen. Das Einzige, was hier hilft, ist, den Blick auf das tote Kind zu richten.

Man kann den Klienten mit einer Übung in die damalige traumatische Situation zurückführen. Die Frau konnte nun nachholen, was ihr die Ärzte in der Klinik damals vor so vielen Jahren verweigert hatten: Sie nahm ihr totes Kind in den Arm und nahm Abschied von ihm. Sie atmete sich buchstäblich durch den tiefen Schmerz. Anschließend strahlte sie über das ganze Gesicht und sagte: »Es ist unglaublich, aber ich fühle mich, als sei ich zeitlich wieder da, wo ich damals aufgehört habe. So viele Jahre lang war ich tot, ich hatte damals mit dem Leben abgeschlossen, jetzt lebe ich wieder.«

Hier erkennt man eine Parallele zum Märchen »Der Bruder

beim Bruder im Jenseits«: In dem Moment, in dem man innerlich in die Welt des Toten geht, hat die gewöhnliche irdische Zeitrechnung keinerlei Macht mehr über einen. Das Leben rauscht an einem vorbei. Man steht außerhalb der gewöhnlichen Zeit. Indem man – zum Beispiel durch therapeutische Hilfe – zu dem Geschehen zurückgeht, kann man den verlorenen Faden der Trauer wieder aufgreifen und sich dem heilenden Schmerz aussetzen. Bei Familienaufstellungen erlebe ich immer wieder, dass jene, die den tiefen Schmerz zulassen, anschließend den Anflug eines Lächelns auf dem Gesicht tragen. Der Schmerz heilt und ermöglicht einen neuen Anfang.

Auch die Frau im Märchen hat den heilenden Schmerz zunächst nicht zugelassen. In ihrem permanenten Weinen kann sie nicht erkennen, dass das tote Kind unter ihrem Gram leidet. Erst als das Kind ihr erscheint und mit ihr spricht, kann sie es wirklich sehen. Ihr Erschrecken über ihr Tun bringt die Wende zum Guten.

Tote Kinder in Familienaufstellungen verhalten sich ähnlich wie das Kind im Märchen: Sie leiden darunter, wenn es nach ihrem Tod in der Familie schlecht weitergeht. Das ist jedoch das Letzte, was ein solches Kind will.

Wenn die Eltern todkrank sind oder sterben wollen: »Die Lebensbäume«

Der Vater sagte zu seinem jüngsten Kind, das der Liebling aller war, die Mutter sei todkrank und werde den Abend nicht erleben, wenn kein Wunder geschehe. Das Kind ging trostlos herum und fragte die Leute, die ihm begegneten, was ein Wunder sei. Da kam eine bleiche Frau einher, die der Mutter so ähnlich sah, als wäre sie ihre Schwester. Sie nahm das Kind bei der Hand und sprach zu ihm: »Ich weiß, wo eure Lebensbäume stehen, und will dich hinführen, du musst dir aber die Augen verbinden lassen und nie mehr den Weg finden, sonst ist es dein früher Tod, darfst auch zu Haus nicht sagen, wo du warst.« Als sie am Ort angelangt waren, zeigte die Frau mit dem Finger: »Das ist der Lebensbaum deiner Mutter; siehst du die Schlange an der Wurzel herumkriechen? Nimm einen Stein und zertrümmere ihr den Kopf; dann wird die Mutter genesen.«

Das Kind tat so, und zu Hause angekommen, fand es die Mutter frisch und froh und großen Jubel bei dem Vater und bei den Geschwistern. Als wieder ein Jahr um war, legte sich auch der Vater schwer darnieder. Das Kind konnte es nicht lassen, suchte lange nach den Lebensbäumen und fand endlich auch den des Vaters, an welchem die Schlange herumkroch. Es erschlug sie und sank dann selbst tot nieder. Da kam ein Engel Gottes und trug es in den Himmel.

Der Vater war erschöpft eingeschlafen, als das böse Fieber vergangen war, da hatte er einen Traum, in dem er alles sah, was geschehen, und erzählte es beim Erwachen der Mutter, die in bitteres Weinen ausbrach. Dann aber lächelte sie unter Tränen. Nun hatte das Haus einen Schutzgeist, wie es so leicht keinen wieder gibt.

(Ostpreußen)[11]

Zum Märchen

In diesem Märchen geht das Kind an Stelle der Mutter ins Totenreich, jenes Reich, in dem man sich die Augen verbinden lassen muss und in dem im Märchen die Lebensbäume stehen. Das Kind darf von seiner Tat nichts berichten, sie muss geheim bleiben. Man darf ergänzen, dass auch das Bewusstsein des Kindes davon nichts weiß. Auch im wirklichen Leben ist die Tat des Kindes für alle Beteiligten unbewusst. Doch muss man wissen, dass von der natürlichen Ordnung her gesehen ein Kind kein Recht hat, sich in die Lebensgeschicke von Vater und Mutter einzumischen. Das »Töten der Schlange« ist ein Sakrileg, das einem Kind nicht zusteht.

Der Schluss des obigen Märchens wirkt verharmlosend. Es ist bekannt, dass viele Märchen von ihren Sammlern und Bearbeitern für religiöse Zwecke verändert wurden. Wenn ein Kind tatsächlich für Vater und Mutter gestorben ist, wer würde da lächeln? Die Eltern wohl am allerwenigsten! Die Vorstellung, dass verstorbene Kinder zu »Schutzengeln« für die Familie werden, ist eine Vorstellung, die in der Vergangenheit weit verbreitet war. Beschäftigt man sich jedoch mit solchen Hypothesen, nimmt man dem Geschehen seinen Ernst.

Meiner Erfahrung nach entpuppen sich »Schutzengel« bei näherer Betrachtung oft als Todesengel. Ein Beispiel: Die alten Eltern einer Klientin waren kurz hintereinander gestorben. Nach dem Tod von Familienangehörigen ist man dem Jenseits immer näher als sonst. Die Tochter führte in abendlichen Meditationen Gespräche mit den beiden Toten. Insbesondere führte sie Gespräche mit ihrem »Schutzengel«, der sich in ihrer Vorstellung allerdings mit dem Schutzengel der Mutter »vermischte«; sie konnte sie nicht auseinander halten. Irgendwann fühlte sie plötzlich intensiv, dass sie diese Übungen sofort einstellten sollte, weil sie nicht ungefährlich seien.

Eine Familienaufstellung bestätigte dies. Zeitlebens hatte sie für ihre selbstmordgefährdete Mutter sterben wollen. Schon als Kind hatte sie die Angelegenheiten der Mutter mit ihren eigenen »vermischt«. Nun galt es, mit dem Segen der Eltern das gefährliche Reich der Engel zu verlassen und ins Land der Lebenden zurückzukehren.

Wenn Kinder an Stelle ihrer Eltern sterben wollen, wird dies bei Familienaufstellungen schnell deutlich. In einem meiner Seminare war ein Mann, der sich um seine magersüchtige Tochter sorgte. Die Aufstellung zeigte, dass das Kind für den Vater leiden und sterben wollte. Der Mann war verbunden mit seinem Vater, der mehrere Geschwister und auch einen Elternteil früh verloren hatte. Doch eine Lösung war nicht möglich, weil der Mann seinen Vater zutiefst verachtete und auch nicht bereit war, die väterlichen Verwandten zu achten. Seine Tochter jedoch sagte: »Lieber ich als du.«

Ich fragte den Mann, was er zu dem Ergebnis sage. Er antwortete: »Ich will nicht, dass sie es für mich tut. Sie soll es bei mir lassen.« Genau dies ließ ich ihn zur Tochter sprechen. Am nächsten Seminartag berichtete der Mann: »Seitdem ich gestern Nachmittag meiner Tochter gesagt habe, dass sie es bei mir lassen soll, geht es mir körperlich und psychisch immer schlechter und schlechter. Ich leide darunter, dass es jetzt ganz bei mir ist.« Nach einer Familienaufstellung ist es mit der Unschuld des Nichtwissens vorbei.

Die Bindungsliebe eines Kindes zu den Eltern ist oft zum Äußersten bereit. Wie es das Märchen »Die Lebensbäume« so treffend ausdrückt, können es Kinder »nicht lassen«, auch das Letztmögliche für ihre Eltern zu tun. Die folgende Fallgeschichte Bert Hellingers verdeutlicht dies:

Der Platz

Ein Vater hatte seinen Sohn, als dieser trotzig war, bestraft, und in der Nacht darauf hat sich das Kind erhängt.

Nun war der Mann schon alt, und noch immer trug er schwer an seiner Schuld. Dann, im Gespräch mit einem Freund, erinnerte er sich, dass dieses Kind nur wenige Tage vor dem Selbstmord, als seine Mutter bei Tisch erzählte, dass sie wieder schwanger war, wie außer sich gerufen hatte: »Um Gottes willen, wir haben doch keinen Platz!« Und er begriff: Das Kind hat sich erhängt, um seinen Eltern ihre Sorgen abzunehmen. Es hat für das neue Platz gemacht.[12]

Das Ehren von alten und verstorbenen Eltern

»Wie eine Königstochter sieben Jahre geschlafen«

Einmal war eines großen Königs Tochter plötzlich gestorben, und Trauer und Wehklagen erfüllten das ganze Land. An dem Tage, wo die Tote eingesargt werden sollte, kam aus fernen Landen ein weiser Mann in die trauernde Königsstadt. Er schloss aus der allgemeinen Bekümmernis, dass hier etwas Besonderes vorgefallen sein müsse, und fragte, was denn die Bewohner so sehr drücke. Als er Auskunft erhalten hatte, begab er sich in den königlichen Palast, nannte sich einen weisen Arzt und bat um Zutritt zum König. Schon auf der Schwelle rief er mit lauter Stimme: »Die Jungfrau ist nicht tot, sondern nur müde, lasst sie eine Zeit lang ruhen.«
Als der König diesen Ausspruch gehört hatte, befahl er dem Fremden, näher zu treten. Der Zauberer aber sagte: »Die Jungfrau darf nicht zu Grabe gebracht werden. Ich werde einen Glaskasten machen, darin wollen wir sie betten und ruhig schlafen lassen, bis die Zeit des Erwachens kommt.«
Der König war höchlich erfreut über diese Rede und versprach dem Zauberer reichen Lohn, wenn seine Verheißung sich erfüllen würde. Dieser machte daraufhin einen großen Glaskasten, legte seidene Kissen hinein, bettete die Königstochter darauf, schloss den Deckel und ließ den Kasten in ein großes Gemach tragen, jedoch Wachen vor die Tür stellen, damit niemand die Schlafende wecke.

Nachdem dies geschehen war, sagte der Zauberer zum König: »Sendet jetzt überallhin und lasset allen Glasvorrat aufkaufen, dann werde ich einen Ofen bauen, der größer sein wird als eure Königsstadt und in welchen wir unser Glas zu einem Berg zusammenschmelzen wollen. Wenn sechs Jahre verstrichen sind und der Lerchensang den siebten Sommer ankündigt, dann sendet Boten nach allen Richtungen hin und lasset bekannt machen, dass es jedem jungen Mann erlaubt sei, sich als Bewerber um eure Tochter einzufinden. Wer von den Freiern dann, sei es zu Pferde oder auf seinen eigenen Füßen, des Glasberges Gipfel erklimmt, der muss euer Schwiegersohn werden. Wenn nämlich der auserkorene Mann kommt, was binnen sieben Jahren und sieben Tagen geschehen wird, dann wird eure Tochter aus dem Schlafe erwachen und dem Jüngling einen goldenen Ring geben. Wer euch diesen Ring bringt, und wäre es der geringste eurer Untertanen, ja auch eines Tagelöhners Sohn, dem müsst Ihr eure Tochter zur Gemahlin geben, sonst wird sie in ewigen Schlaf versinken.«
Der König versprach, sich in allen Stücken nach dieser Vorschrift zu richten, und gab sofort Befehl, in allen angrenzenden Ländern den Glasvorrat anzukaufen. Als das sechste Jahr ablief, war so viel Glas beisammen, dass es eine Fläche von einer Meile sieben Klafter hoch bedeckte.
Inzwischen hatte der Zauberer seinen Schmelzofen fertig, der so hoch war, dass er fast an die unterste Wolkenschicht reichte. Der König stellte ihm zweitausend Arbeiter zur Verfügung, welche das Glas in den Ofen taten. Hier schmolz es, und die Hitze wurde so stark, dass Sümpfe, Flüsse und kleine Seen austrockneten, ja selbst in Quellen und tiefen Brunnen eine Abnahme des Wassers zu bemerken war.
Nicht weit von der Stadt stand nun eine Bauernhütte, in der ein alter Vater mit seinen drei Söhnen wohnte. Die beiden

älteren Brüder waren gescheite Burschen, der jüngste aber etwas einfältig. Als der Vater erkrankte und sein Ende herannahen fühlte, ließ er seine Söhne vor sein Lager treten und sprach: »Ich fühle, dass mein Heimgang herannaht, deshalb will ich euch meinen letzten Willen kundtun. Ihr, meine lieben älteren Söhne, sollt gemeinschaftlich Haus und Acker bestellen, solange ihr beide nicht heiratet. Die Herrschaft zweier Herdköniginnen würde einen Riss ins Hauswesen bringen. Denn ein altes, wahres Wort sagt: ›Wo sieben unbeweibte Brüder friedlich beieinander leben, da wird es zwei Frauen zu eng; sie müssen sich zausen.‹ Tritt aber dieser Fall ein, so sollt ihr Haus und Felder untereinander teilen. Euer jüngster Bruder aber, der weder zum Wirt noch zum Knecht taugt, soll bei euch Obdach und Nahrung finden, solange er lebt. Zu diesem Behufe vermache ich euch beiden meinen Geldkasten. Euer jüngster Bruder ist zwar etwas kurz von Verstande, aber er hat ein gutes Herz und wird euch ebenso willig gehorchen, wie er mir immer gehorcht hat.« Die älteren Brüder versprachen mit trockenem Auge und geläufiger Zunge, des Vaters Willen zu erfüllen, der jüngste sprach kein Wort und weinte bitterlich. »Noch eins will ich sagen«, fuhr der Vater fort, »wenn ich tot bin und ihr mich begraben habt, so erweiset mir als letzten kleinen Liebesdienst, dass jeder von euch eine Nacht an meinem Grabe wacht.« Beide älteren Brüder versprachen mit trockenem Auge und geläufiger Zunge, des Vaters Willen zu erfüllen, der jüngste sagte kein Wort und weinte bitterlich. Bald nach dieser Unterredung hatte der Vater seine Augen auf immer geschlossen.

Die beiden älteren Brüder richteten ein großes Gastmahl an und luden viele Gäste ein, damit der tote Vater mit allen Ehren bestattet werde. Sie selbst waren guter Dinge und aßen und tranken wie auf einer Hochzeit, während ihr dritter Bruder still weinend am Sarge des Vaters stand; als der Sarg dann weggetragen und ins Grab gesenkt wurde, da war dem jüngsten Sohn zu Mute, als wären nun alle Freuden abgestorben und mit dem Vater begraben.

Spät am Abend, als die letzten Gäste fortgegangen waren, fragte der jüngste Bruder, wer die erste Nacht am Grabe des Vaters wachen würde. Die anderen sagten: »Wir sind müde von der Besorgung des Begräbnisses, wir können heute nicht wachen, aber du hast nichts Besseres zu tun, also geh du und halte Wache.«

Der jüngste Bruder ging ohne ein Wort zu sagen zum Grabe des Vaters, wo alles still war und nur die Grille zirpte. Um nicht einzuschlafen, ging er leisen Schrittes auf und ab. Es mochte um Mitternacht sein, als es wie von einer klagenden Stimme aus dem Grabe tönte:

»Wessen Schritt ist's, der da schüttet
Groben Kiessand auf die Augen,
Schwarze Erde auf die Brauen?«

Der Sohn verstand die Frage und antwortete:

»Das ist dein jüngster Knabe,
Dessen Schritt ist's, der da schüttet
Groben Kiessand auf die Augen,
Schwarze Erde auf die Brauen.«

Die Stimme fragte weiter, warum die älteren Brüder nicht zuerst zur Wacht gekommen seien, worauf der jüngste sie entschuldigte, sie hätten, ermüdet von der Beerdigung, heute nicht kommen können.

Wieder hob des Vaters Stimme an: »Jeder Arbeiter ist seines

Lohnes wert, darum will ich dir auch deinen Lohn nicht vorenthalten. Es wird bald eine Zeit kommen, wo du dir bessere Kleider wünschen wirst, um in die Gesellschaft vornehmer Leute kommen zu können. Dann tritt an mein Grab, stampfe mit deiner linken Ferse dreimal auf den Grabhügel und sprich: ›Lieber Vater, ich bitte um meinen Lohn für die erste nächtliche Wacht.‹ Dann wirst du einen Anzug und ein Pferd erhalten. Aber sage deinen Brüdern nichts davon.«

Mit Tagesanbruch ging der Tageswächter heim, frühstückte etwas, um sich zu stärken, und legte sich dann nieder, um zu ruhen.

Als am Abend die Zeit herankam, fragte er bei den Brüdern an, wer von ihnen die Nacht am Grab des Vaters wachen würde. Die Brüder antworteten spöttisch: »Nun, es wird wohl niemand kommen, um den Vater aus dem Grab zu stehlen. Wenn du aber Lust hast, so kannst du ja auch diese Nacht dort wachen. Aber mit all deinen Wachen wirst du den Vater nicht wieder ins Leben zurückrufen.« Der jüngste Bruder wurde über diese lieblose Rede noch betrübter und verließ mit Tränen in den Augen das Gemach.

Auf dem Grabe des Vaters war alles ruhig, wie gestern Nacht, nur die Grille zirpte im Grase. Damit er nicht einschliefe, ging er leisen Schrittes auf und ab. Es mochte wohl Mitternacht sein, die Hähne hatten schon zweimal gekräht, als eine klagende Stimme aus dem Grab sich vernehmen ließ:

»Wessen Schritt ist's, der da schüttet
Groben Kiessand auf die Augen,
Schwarze Erde auf die Brauen?«

Der Sohn verstand die Frage und erwiderte:

»Das ist dein jüngster Knabe,
Dessen Schritt ist's, der da schüttet
Groben Kiessand auf die Augen,
Schwarze Erde auf die Brauen.«

Die Stimme fragte weiter, warum keiner der älteren Brüder gekommen sei, und der jüngste entschuldigte sie, sie seien vom Tagewerk zu ermüdet, um zu wachen.

Wieder hob des Vaters Stimme an: »Jeder Arbeiter ist seines Lohnes wert, darum werde ich dir auch deinen Lohn nicht vorenthalten. Bald wird eine Zeit kommen, wo du dir einen noch besseren Anzug wünschen wirst als den, den du dir gestern verdient hast. Dann tritt nur dreist an mein Grab, stampfe mit deiner linken Ferse dreimal auf den Grabhügel und sprich: ›Lieber Vater, ich bitte dich um meinen Lohn für die zweite nächtliche Wacht!‹ Sofort wirst du einen prächtigeren Anzug und ein schöneres Pferd erhalten, so dass die Leute ihre Augen nicht von dir wegwenden mögen. Aber sage deinen Brüdern nichts davon.«

Mit Tagesanbruch ging er von der Grabeswacht nach Hause, fand die beiden älteren Brüder noch schlafend, frühstückte etwas, um sich zu stärken, streckte sich dann auf die Ofenbank hin und schlief, bis die Sonne schon etwas über Mittag stand.

Als am Abend wieder die Zeit herannahte, fragte er die Brüder, wer von ihnen die Nacht am Grabe des Vaters wachen würde. Sie lachten und antworteten spöttisch: »Wer die wohlfeile Arbeit zwei Nächte getan hat, der kann sie auch die dritte Nacht tun. Der Vater wird aus seinem Grabe nicht davonlaufen, und noch weniger werden die Leute kommen, ihn zu stehlen. Wäre er noch bei vollem Verstande gewesen, so hätte er einen Wunsch dieser Art gar nicht geäußert.« Der jüngste

Bruder war sehr betrübt über ihre lieblose Rede und ging wieder mit tränenden Augen davon.
Auf dem Grabe des Vaters war alles still, wie die beiden Nächte zuvor, nur die Grille zirpte im Grase, und die Schnepfe meckerte unter hohem Himmel. Um nicht einzuschlafen, ging der Grabeswächter leisen Schrittes auf und ab. Es mochte Mitternacht sein, die Hähne hatten schon zweimal gekräht, da rief wieder die klagende Stimme aus dem Grab:

»Wessen Schritt ist's, der da schüttet
Groben Kiessand auf die Augen,
Schwarze Erde auf die Brauen?«

Der Sohn verstand die Frage und erwiderte:

»Das ist dein jüngster Knabe,
Dessen Schritt ist's, der da schüttet
Groben Kiessand auf die Augen,
Schwarze Erde auf die Brauen.«

Die Stimme fragte wieder, weswegen die älteren Brüder nicht gekommen seien, und erhielt dieselbe Antwort wie gestern.
Aber des Vaters Stimme hob wieder an: »Jeder Arbeiter ist seines Lohnes wert, ich will dir den deinigen nicht vorenthalten. Bald wird eine Zeit kommen, wo du an dir selbst erfahren wirst, dass der Mensch, je mehr er hat, desto mehr begehrt. Einem guten Sohne aber, der seinem Vater auch nach seinem Tode noch Liebe erwies, müssen alle Wünsche erfüllt werden. Anfangs wollte ich meine verborgenen Schätze unter deinen Brüdern teilen, jetzt bist du mein einziger Erbe. Wenn dir deine prächtigen Kleider und Pferde, die ich dir für die erste und zweite nächtliche Wacht zum Lohne versprach, nicht

mehr gefallen, so tritt dreist an mein Grab, stampfe mit deiner linken Ferse dreimal auf den Grabhügel und sprich: ›Lieber Vater, ich bitte dich um meinen Lohn für die dritte nächtliche Wacht!‹, und augenblicklich wirst du die allerprächtigsten Kleider und die allerkostbarsten Pferde erhalten. Alle Welt wird mit Bewunderung auf dich blicken, deine älteren Brüder werden dich beneiden und ein großer König wird dich zum Schwiegersohn wählen. Aber sage deinen Brüdern nichts davon.«

Mit Tagesanbruch ging der Grabeswächter nach Hause und dachte bei sich selbst: »So eine Zeit wird für mich Armen wohl niemals kommen.« Als er dann ein wenig gefrühstückt hatte, um sich zu stärken, streckte er sich auf die Ofenbank, schlief ein und erwachte erst, als die Sonne schon in den Wipfeln des Waldes stand.

Während er schlief, sprachen die älteren Brüder untereinander: »Dieser Nachtwacher und Tagschläfer wird uns nie zu was nützen, wozu füttern wir ihn? Wir täten besser, das Futter einem Schweine zu geben, das wir zur Weihnacht schlachten können.« Der älteste Bruder setzte hinzu: »Werfen wir ihn aus dem Hause, er kann vor fremder Leute Türen sein Brot betteln.« Da meinte aber der andere, das würde doch nicht gut angehen und würde ihnen selber Schande bringen, wenn sie, als wohlhabende Leute, den Bruder betteln gehen ließen. »Lieber wollen wir ihm die Brosamen vom Tisch hinwerfen, satt soll er nicht dabei werden, aber auch nicht Hungers sterben.«

Inzwischen hatte der Zauberer seinen Glasberg fertig geschmolzen, und der König hatte überall bekannt machen lassen, dass jeder junge Mann kommen dürfe, sich um seine Tochter zu bewerben, dass aber nur demjenigen die Jungfrau ihre Hand reichen würde, der zu Pferde oder auf eigenen Füßen den Gipfel des Glasberges erklimmen würde.

Der König ließ nun ein großes Gelage anrichten für alle die Gäste, die sich einfinden würden. Das Gelage solle drei Tage währen; für jeden Tag wurden hundert Ochsen und siebenhundert Schweine geschlachtet und fünfhundert Fässer Bier gebraut. Die aufgestapelten Würste ragten gleich Wänden, die Hefebrote und Kuchen bildeten Haufen, so hoch wie die größten Heuschober.
Die schlafende Königstochter wurde in ihrem Glaskasten auf den Gipfel des Glasberges getragen. Von allen Seiten strömten Fremde, teils um das Wagestück zu versuchen, teils um das Wunder mit anzusehen. Der glänzende Berg strahlte wie eine zweite Sonne, so dass man ihn schon viele Meilen weit aus der Ferne erblickte.
Die beiden älteren Brüder hatten sich Festtagskleider machen lassen und gingen auch zum Gastmahl. Der jüngste musste zu Hause bleiben, damit er in seinem elenden Aufzuge den schmucken Brüdern keine Schande mache. Aber kaum hatten sich die älteren Brüder auf den Weg gemacht, so ging der jüngste an des Vaters Grab, tat, wie die Stimme ihn gelehrt hatte, und sprach: »Lieber Vater, ich bitte um meinen Lohn für die erste nächtliche Wacht!« – In dem nämlichen Augenblicke, wo die Bitte über seine Lippen kam, stand ein ehernes Ross da mit ehernem Zaum, und auf dem Sattel lag die schönste glänzende Rüstung, vollständig vom Scheitel bis zur Sohle, und alles passte so gut, als wäre es auf seinen Leib gemacht.
Um Mittag kam der eherne Mann auf seinem ehernen Pferde an den Glasberg, wo Hunderte und Tausende standen, aber kein Einziger war imstande, auch nur einige Schritte den glatten Berg hinaufzukommen. Der eherne Reiter drängte sich durch die Menge, ritt ein Drittel des Berges hinauf; als wäre es ein geschwendetes Land, kehrte dann um, grüßte den König und verschwand wieder. Manche Zuschauer wollten bemerkt

haben, dass die schlafende Königstochter ihre Hand regte, als der eherne Mann hinaufritt.
Beide Brüder konnten am Abend nicht genug von der wunderbaren Tat des ehernen Mannes und seines ehernen Pferdes erzählen. Der jüngste Bruder hörte ihre Reden schweigend an, ließ sich aber nicht merken, dass er selber der Mann gewesen war.
Am anderen Morgen gingen die Brüder mit Sonnenaufgang wieder fort, um die Gasterei nicht zu versäumen. Die Sonne stand in Südost, als der jüngste Bruder an das Grab des Vaters kam; er tat nach der Vorschrift und sagte: »Lieber Vater, ich bitte um den Lohn für die zweite nächtliche Wacht!«
In dem nämlichen Augenblicke, wo die Bitte über seine Lippen kam, stand ein silbernes Pferd da mit silbernem Zaum und Sattel, und auf dem Sattel lag die prächtigste, glänzendste silberne Rüstung, vollständig vom Scheitel bis zur Sohle, und alles passte so gut, als wäre es auf seinen Leib gemacht.
Am Mittag kam der silberne Mann mit seinem Silberpferde an den Glasberg, wo Hunderte und Tausende standen; aber kein Einziger war imstande, auch nur einige Schritte auf den Berg hinaufzukommen. Der silberne Reiter drängte sich durch die Menge, ritt ein gut Stück über die Hälfte den Glasberg hinauf, der für die Hufe seines Pferdes wie geschwendetes Land zu sein schien, kehrte um, grüßte den König und war gleich darauf wieder verschwunden. Heute hatten die Leute deutlich gesehen, dass die schlafende Königstochter bei der Annäherung des silbernen Mannes ihren Kopf bewegt hatte.
Die Brüder waren am Abend nach Hause gekommen und konnten nicht genug Rühmens machen von des silbernen Mannes und seines Silberpferdes wunderbarer Tat, meinten aber doch zuletzt, es könne kein wirklicher Mensch sein, sondern alles sei nur Zauberblendwerk. Der jüngste Bruder hörte ihren

Reden still zu, ließ sich aber nichts davon merken, dass er selbst der Mann gewesen war.

Am anderen Morgen waren beide älteren Brüder mit Tagesanbruch wieder fortgegangen, weil heute die sieben Jahre und sieben Tage um waren, nach deren Ablauf die Königstochter aus ihrem langen Schlaf erwachen sollte. Die Sonne stand schon ziemlich hoch, als der jüngste Bruder an des Vaters Grab ging. Er tat nach der Vorschrift und sprach: »Lieber Vater, ich bitte um meinen Lohn für die dritte nächtliche Wacht!« In demselben Augenblicke, wo diese Bitte über seine Lippen kam, stand ein goldenes Pferd da mit goldenem Zaum und Sattel, und auf dem Sattel lag die schönste goldene Rüstung, vollständig vom Scheitel bis zur Sohle, und alles passte so gut, als wäre es auf seinen Leib gemacht.

Um Mittag kam der goldene Mann mit seinem Goldpferde an den Glasberg, wo Hunderte und Tausende standen, doch kein Einziger war imstande, auch nur einige Schritte den glatten Berg hinaufzukommen. Weder der eherne Reiter noch der silberne hatten Spuren auf dem Berg zurückgelassen, der glatt geblieben war wie zuvor. Der goldene Reiter drängte sich durch die Menge, ritt den Berg hinauf bis zum Gipfel, und der Berg schien für die Hufe seines Pferdes wie geschwendetes Land zu sein. Als er oben angekommen war, sprang der Deckel des Kastens von selbst auf, die schlafende Königstochter richtete sich empor, zog einen goldenen Ring von ihrem Finger und gab ihn dem goldenen Reiter. Dieser aber hob die Jungfrau auf sein Goldpferd und ritt mit ihr langsam den Berg hinunter. Dann legte er sie in des Königs Arme, grüßte anmutig und war im nächsten Augenblick verschwunden.

Des Königs Freude könnt ihr euch leicht vorstellen. Am anderen Tage hatte er, dem Rat des weisen Mannes zufolge, überall bekannt machen lassen, dass der, welcher der Prinzessin gol-

denen Ring zurückbringen würde, sein Schwiegersohn werden sollte. Von den Gästen waren die meisten zur Nacht dageblieben, um zu sehen, wie die Sache ablaufen werde. Auch unsere alten Freunde, die älteren Brüder, waren darunter und ließen sich die Bewirtung trefflich munden. Aber ihr Erstaunen war nicht gering, als sie sahen, wie ein schlecht gekleideter Mann, in dem sie bald ihren verschmähten Bruder erkannten, an den König herantrat. Dieser Bettler trug in der Tat den Ring der Königstochter an seiner Hand. Da bereute der König seine Zusage, denn so etwas hatte er nicht ahnen können.

Aber der Zauberer sagte zum König: »Der Jüngling, den Ihr seines schlechten Aufzugs wegen für einen Bettler haltet, ist der Sohn eines mächtigen Königs, dessen Land weit entfernt liegt. Er wurde drei Tage nach seiner Geburt von einer bösen Frau des Rõugutaja mit einem Bauernsohn vertauscht; dieser starb jedoch schon im ersten Monat, während der gestohlene Königssohn in einer Bauernhütte aufwuchs und seinem vermeintlichen Vater immer gehorsam war.«

Der König war durch diese Auskunft zufrieden gestellt und ließ einen großen Hochzeitsschmaus anrichten, der vier Wochen dauerte. Später vererbte er alle seine Reiche auf seinen Schwiegersohn. Sobald dieser nur die Bauernkleider abgelegt hatte, benahm er sich gar nicht mehr einfältig, sondern seinem Stande gemäß und als kluger Herr. Seine Einfalt war ihm ja nicht angeboren, sondern das böse Weib hatte sie ihm angetan. Sonntags zeigte er sich dem Volke in seiner Goldrüstung auf seinem goldenen Ross. Seine vermeintlichen Brüder waren vor Neid und Wut gestorben.

(Estländisches Märchen)[13]

Zum Märchen

Eltern geben und Kinder nehmen. In erster Linie geben die Eltern das Geschenk des Lebens. Kinder, die ihren Eltern Vorwürfe machen, was sie hätten alles besser machen können, verweigern die Annahme dieses großen Geschenks. Dementsprechend sieht ihr Leben aus. Besonders schlimm ist es meiner Erfahrung nach, wenn ein Klient innerlich seinen Eltern sagt: »Ach, hätten sie mich doch nicht geboren. Sie waren gänzlich unreif, Eltern zu sein.« Wer so denkt, lehnt nicht nur die Eltern ab; da er unmittelbar aus seinen Eltern entstanden ist, lehnt er dadurch seine eigene Existenz ab: Aggressionen gegenüber sich selbst und Depression sind die zwangsläufige Folge.

Gerade für Kinder, die eine schwere Kindheit hatten, ist es sehr wichtig, den Eltern und den schwierigen Lebensumständen so zuzustimmen, wie sie waren. Zuweilen bin ich erstaunt, wie manche Menschen trotz schwerster Kindheit und Traumata ein freudvolles und glückliches Leben als Erwachsene leben. Ihr Geheimnis? Sie achten ihre Eltern und stimmen dem zu, was war, so, wie es war. Auch als Erwachsene achten sie die Eltern als jene, die ihnen vorgeordnet sind, während sie nur die Kinder sind. Sie maßen sich nicht an, mit den Eltern auf gleicher Stufe zu stehen oder gar über ihnen. Das Ehren der Eltern hat eine Wirkung, unabhängig davon, ob sie noch leben oder schon verstorben sind. Wer sich auf diese Weise klein macht vor den Eltern und dem Schicksal zustimmt, der erhält Stärke und Kraft für sein tägliches Leben. Bei Familienaufstellungen kann man dies auf direkte Weise erleben.

Werfen wir nun einen Blick ins Märchen. Es unterstreicht, was man in der psychotherapeutischen Praxis beobachten kann: Das Ehren der Eltern gibt Kraft. Wer insbesondere den gleichgeschlechtlichen Elternteil ehrt, der hat auch Erfolg in der Liebe. Männer, die ihren Vater verachten, und Frauen, die ihre Mutter verachten, gehen selten langfristig befriedigende Beziehungen ein. Männer, die ihren Vater verachten, werden meist auch von den Frauen wenig geachtet und dasselbe gilt umgekehrt für Frauen.

Wie uns das Märchen zeigt, erhält man auch dann Kraft von einem geehrten Elternteil, wenn er schon gestorben ist. Auch der Märchenheld achtet seinen verstorbenen Vater. Im Gegensatz zu den Brüdern, die »lieblos redeten«, ein »trockenes Auge« und eine »geläufige Zunge« hatten, weinte der Held »bitterlich«. Er drückt seinen Schmerz und seine Trauer aus. Zweifellos liebt er seinen Vater aufrichtig. Dem Vater regelmäßig still zu gedenken, stellt für ihn keinerlei Problem dar. Wer seine verstorbenen Eltern ehrt, der erhält ihren kraftvollen Segen, mit dem man im Leben etwas erreichen kann – im Märchen: schöne Kleider, Pferde – und schließlich eine Frau. Wie sagt der Vater im Märchen? »Einem guten Sohne aber, der seinem Vater auch nach dem Tode noch Liebe erwies, müssen alle Wünsche erfüllt werden.«

Ein Beispiel aus einem Kurs: Ein 30-jähriger Mann lebte von Sozialhilfe und hatte keine berufliche Perspektive. Sein Äußeres war vernachlässigt, und was eine Partnerschaft war, wusste er nicht. Er sehnte sich nach einer Frau, doch »irgendwie klappte es nie«. Während des Seminars war der Mann häufig Zeuge davon, welche tiefen heilenden Kräfte das Ehren und die Demut gegenüber den Eltern freisetzen. Irgendwann meldete er sich. Er hatte seinen schon verstorbenen Vater nicht nur verachtet, sondern ihm zu Lebzeiten sogar den Tod gewünscht.

Kaum hatte er das ausgesprochen, da weinte er heftig und

schüttelte sich am ganzen Körper. Ich stellte nur ihn und den Vater auf. Er kniete tief vor dem Vater und sagte immer wieder mit heftiger körperlicher Erregung: »Vater, es tut mir so Leid.« Doch er traute sich nicht, dem Vater ins Gesicht zu schauen. Das jedoch ist unbedingt notwendig, weil er sonst nicht in die wirkliche Reue hineinkommen kann. Er sagte: »Ich traue mich nicht, ihn anzuschauen. Es ist wie ein Verbot, als ob ich ihn nie mehr anschauen dürfte.« Die Seele des jungen Mannes hatte damit zum Ausdruck gebracht, dass sie den Segen des Vaters vermutlich nicht mehr verdient hat. Schließlich machte er es aber doch, worauf der Vater, als er das Leiden sah, sagte, dass ihm der Schmerz des Sohnes gut tue. Für den Sohn war der Schmerz schwer zu ertragen. Doch in seinem Gesicht konnte man sehen, dass etwas in Gang gekommen war. Wenn Reue echt ist, geht von ihr stets Heilendes aus.

Es sei noch ergänzt, dass der Mann von Höllenvisionen geplagt war. Auf die Idee, dass diese Visionen mit seinem Todeswunsch dem Vater gegenüber in Zusammenhang stehen könnten, war er noch nie gekommen.

Ein anderes Beispiel: Eine nicht mehr ganz junge Frau kam in meine Praxis mit dem Anliegen, nach jahrzehntelangem Single-Dasein endlich einen Partner finden zu können. Sie hatte ihrer Mutter gegenüber keinerlei Gefühle, doch durch das Sprechen von Bert Hellingers Text »Dank am Morgen des Lebens«[14] kam sie schnell an die verborgene tiefe Liebe zur Mutter.

Nach einigen Monaten sah ich sie wieder. Sie lebte in einer glücklichen Beziehung. »Hätte ich doch nur vorher gewusst, wie einfach das alles ist«, seufzte sie. Vielen Alleinlebenden ist ein solcher Lösungsweg allerdings zu einfach, sie leiden lieber weiter.

Die Frau war übrigens eine »einfache Frau«. Auch der Held im Märchen wird »einfältig« und »kurz von Verstand« genannt, doch »gut im Herz«. In meiner Praxis habe ich eine erstaunliche Parallele festgestellt. Akademikern und »Gebildeten« fällt es viel schwerer, ihre Eltern zu achten, als den »einfachen« Menschen. Wenn ich des Öfteren Monate nach Familienaufstellungen ein Feedback darüber erhalte, wie es den Klienten weiter ergangen ist, dann hatten es die »Einfältigen« wesentlich leichter, die Lösung im Herzen wirken zu lassen. »Wissen« scheint für manche psychischen Prozesse ein starker Hemmschuh zu sein. Wer glaubt, er wisse viel, der erliegt leicht dem Wahn, er könne durch sein Wissen alles kontrollieren und nach seinen Wünschen steuern.

Bleibt noch zu klären, warum das Märchen den Sohn am Ende als fremden Königssohn bezeichnet. Wenn man will, kann man darin einen Kunstgriff erkennen: Wer seine toten Eltern ehrt, der muss ein »königliches« Herz haben.[15] Man kann die Sache allerdings auch buchstäblich betrachten. Auch wenn der Junge als »Pflegekind« in der fremden Familie aufgewachsen ist, ist jener Verstorbene in der Funktion des Vaters gewesen. Der Dank und die Ehre diesem Pflegevater gegenüber sind notwendig, denn er wäre als Fremder gar nicht verpflichtet gewesen, sich um dieses Kind zu kümmern. Ein solcher Dank gegenüber einem Pflege- oder Adoptivvater hat für das Kind ähnlich gute Wirkungen wie der Dank gegenüber dem leiblichen Vater.

Der tiefenpsychologisch geübte Leser muss bei einer solchen Sichtweise des Märchens unbefriedigt bleiben: Was ist mit der reichhaltigen und in der Fachliteratur ausführlich besprochenen Symbolik des Glasberges, was mit dem langen Schlaf der Prinzessin, welche Rolle kann man dem Zauberer zusprechen, wer ist die geheimnisvolle böse Frau? Wendet man sich diesen

Fragen zu, wird meines Erachtens die einfache Botschaft des Märchens wieder zugedeckt. Meiner Empfindung nach soll ein Märchen die Seele berühren; oft kann ein Teilverständnis besser als eine vollständige und umfassende Analyse sein.

Bei Familienaufstellungen ist es ähnlich: Der Therapeut hat keinen Anspruch, die Dynamik einer Familie in aller Vollständigkeit aufzuzeigen; er macht nur das unbedingt Notwendige. Macht der Therapeut mehr, wird die Energie zum Arbeiten immer geringer und das Ergebnis für den Klienten ist unbefriedigend. Bietet man dem Klienten zu viel an, weiß er am Ende nicht, was wesentlich für ihn ist. So beschränkt man sich nur auf das, was der Klient für sein Handeln benötigt. Wenn beispielsweise bei einer Aufstellung sichtbar wird, dass der Klient etwas trägt, das aus der Beziehung seiner Eltern untereinander kommt, dann genügt meist der Satz: »Was immer zwischen euch ist, ich lasse es bei euch, denn ich bin nur das Kind.«

Ein anderes Beispiel: Wenn jemand unsicher ist, ob er in den nächsten Wochen eine bestimmte gefährliche Operation an der Lunge durchführen lassen soll, genügt eine Aufstellung seiner Person und der Lunge. Alles Weitere würde hier nur die Kraft für das Bevorstehende wegnehmen.

»Der alte Großvater und der Enkel«

Es war einmal ein steinalter Mann, dem waren die Augen trüb geworden, die Ohren taub und die Knie zitterten ihm. Wenn er nun bei Tische saß und den Löffel kaum halten konnte, schüttete er Suppe auf das Tischtuch, und es floss ihm auch etwas wieder aus dem Mund. Sein Sohn und dessen Frau ekelten sich davor, und deswegen musste sich der alte Großvater endlich hinter den Ofen in die Ecke setzen, und sie gaben ihm sein Essen in ein irdenes Schüsselchen und noch dazu nicht einmal satt; da sah er betrübt nach dem Tisch, und die Augen wurden ihm nass. Einmal auch konnten seine zitterigen Hände das Schüsselchen nicht festhalten, es fiel zur Erde und zerbrach. Die junge Frau schalt, er sagte aber nichts und seufzte nur. Da kaufte sie ihm ein hölzernes Schüsselchen für ein paar Heller, daraus musste er nun essen. Wie sie da so sitzen, so trägt der kleine Enkel von vier Jahren auf der Erde kleine Brettlein zusammen.

»Was machst du da?«, fragte der Vater.

»Ich mache ein Tröglein«, antwortete das Kind, »daraus sollen Vater und Mutter essen, wenn ich groß bin …«

Da sahen Mann und Frau sich eine Weile an, fingen endlich an zu weinen, holten alsofort den alten Großvater an den Tisch und ließen ihn von nun an immer mitessen, sagten auch nichts, wenn er ein wenig verschüttete.

(Deutschland: Grimm'sches Märchen)[16]

Zum Märchen

Das Grimm'sche Märchen vom alten Großvater kann buchstäblich verstanden werden. Die Erfahrung lehrt, dass Kinder in ihrer Seele stets bemüht sind, entstandenes Unrecht an Frühergeborenen auszugleichen. Bert Hellinger erzählte in diesem Zusammenhang die Geschichte einer Frau, die alle äußeren Möglichkeiten gehabt hätte, ihre alte Mutter zu sich zu nehmen; doch sie tat es nicht. Die Mutter wurde in ein Altersheim gebracht. Noch in derselben Woche wurde eine der Töchter jener Frau magersüchtig, zog schwarze Kleider an und ging ab diesem Zeitpunkt zweimal in der Woche in ein Altersheim, um alte Leute zu versorgen. Doch niemand hat diesen Zusammenhang durchschaut, auch das Mädchen selber nicht.[17]

Manchmal kommt die Reue darüber, wie man die Eltern gesehen und behandelt hat, spät. Eine schon etwas ältere Klientin bedauerte, dass sie ihre noch lebende Mutter zeitlebens wenig geachtet hatte. In regelmäßigen Abständen besuchte sie die alte, schwer kranke Frau. Diese war schon geistig verwirrt und konnte nicht mehr klar sprechen. Sie stieß die Tochter stets von sich weg und würdigte sie kaum eines Blickes. Die Seele eines Elternteils weiß sehr wohl um die Verachtung durch das Kind. Der Schmerz der Klientin wuchs von Besuch zu Besuch, weil keine Aussicht mehr auf eine klärende Aussprache bestand.

Wie schon des Öfteren erwähnt, kann meiner Erfahrung nach ein stilles Sprechen mit einem Familienmitglied sehr wirksam sein. Im Alltag sprach nun die Klientin in ihrem Herzen mit der Mutter: »Es tut mir Leid, dass ich dich verachtet habe! Ich bin deine Tochter und ich liebe dich sehr.« Als sie wieder einmal zu ihrer Mutter fuhr, geschah etwas Bemerkenswertes: Wie die Krankenpflegerin hinterher berichtete, sei die alte Frau aufgestanden, als sie durchs Fenster ihre Tochter auf das Haus zueilen sah. »Das ist meine Tochter!«, sagte sie mit schwacher Stimme zur Pflegerin. Die Frau hatte schon sehr lange kein Wort mehr gesprochen. Als die Tochter sie begrüßte, schaute ihr die alte Frau mit völlig klarem Blick ins Gesicht, sagte: »Schön, dass du da bist!«, und nahm ihre Hand. Dann fiel sie wieder zurück in ihren geistigen Dämmerzustand. Da weinte die Klientin vor Freude und drückte lange die Hand ihrer Mutter. Sie hatte bekommen, was sie längst nicht mehr erwartet hatte.

Wenn einem alten Menschen ein Unrecht angetan wurde, sühnen Spätergeborene dafür. Ein besonders drastisches Beispiel, das die Botschaft des Grimm'schen Märchens unterstreicht: In der Geschwisterreihe einer Klientin gab es eine Totgeburt, einen schon als Jugendlichen chronisch schizophrenen Bruder und eine Schwester, die früh an einer Hirnblutung starb. Des Weiteren berichtete die Klientin von mehreren Geschwistern ihres Vaters, die (in Deutschland) jahrelang verwahrlost im Wald hausten und vom Beerensammeln und Ähnlichem lebten.

Diese außergewöhnlichen Schicksale wurden zumindest teilweise nachvollziehbar, als die Familie aufgestellt wurde. Es kam heraus, dass man die Mutter des Vaters, also die Großmutter der Klientin, hatte verhungern lassen. Sie war sehr alt, krank und siech und man kümmerte sich weder hygienisch um sie, noch gab man ihr ausreichend zu essen. Da sie so unbequem war, ließ man sie einfach verhungern. Auch wenn es sich hier um einen alten und kranken Menschen handelte, so ist von Mord zu sprechen, um den Vorgang angemessen beschreiben zu können. Die so schlimm behandelte Großmutter wurde von der Klientin in die Mitte der Familie gestellt. Die Oma wie auch alle anderen fühlten sehr schnell: Sie war die mächtigste Person der Familie. Für das, was man ihr angetan hatte, hatten andere in der Familie bezahlt.

Auch die Klientin fühlte sich mit der Großmutter verbunden. Zur Oma gewandt sagte sie den Satz: »Ich leide weiter für dich! Es war zu schlimm!«, wobei ihre Augen strahlten. Schon an früherer Stelle wurde erwähnt, dass die Toten über ein solches Verhalten der Lebenden unglücklich sind. Sie wollen, dass man sie und ihr Leid achtet und im Andenken daran sein Glück im Leben findet. Dazu war die Klientin zum Zeitpunkt der Aufstellung noch nicht bereit.

Wer seine Eltern ablehnt, der schneidet sich von der eigenen Lebenskraft ab. Ein Mann pflegte seinen alten und kranken Vater, der an einer unheilbaren Krankheit litt. Der Mann war das jüngste von drei Geschwistern. Er verachtete seinen Vater und eines Tages sagte er ihm, dass er ihn nur dann weiterpflegen würde, wenn er ihm den größten Teil des Erbes zusprechen würde und nicht, wie vorgesehen, ein Drittel. Auf diese Erpressung ging der Vater nicht ein. Der Sohn hörte noch am selben Tag auf, den Vater zu pflegen. Am nächsten Tag brach der Sohn körperlich und nervlich zusammen. Seitdem befindet er sich in einer tiefen Depression und fühlt sich körperlich am Ende.

Wenn Kinder ihre Eltern finanziell erpressen, ist dies ein schwerer Verstoß gegen die natürliche Ordnung. Die Eltern haben den Kindern das Leben gegeben, und jede Anmaßung der Kinder bewirkt in deren Seele eine starke Gegenreaktion: Sie gleichen aus, indem sie es sich sehr schlecht gehen lassen. Auf ein mögliches Erbe haben Kinder kein natürliches Recht. Neben dem Leben, das sie von den Eltern erhalten haben, ist das Erbe ein weiteres Geschenk, auf das man sich freuen kann, wenn man es erhält; ein Anrecht hat man jedoch darauf nicht. Bert Hellinger hat in seiner psychotherapeutischen Arbeit die Erfahrung gemacht, dass Kinder, die sich bei der Erbregelung tatsächlich benachteiligt fühlen, am besten auf alle Gegenschritte verzichten. Dieser Verzicht gibt ihnen in der Regel eine zusätzliche Kraft in der Mehrung des Besitzes, den sie schon haben.

Der Tod zwischen Mann und Frau

»Die Ehegatten«

Es waren einmal ein Mann und eine Frau, die lebten in Frieden und Eintracht miteinander und hatten sich so gern, wie es besser nicht möglich war. Als sie so lebten, redeten sie einmal miteinander, und der Mann sagte zu der Frau: »Wenn ich sterbe, wirst du dir einen anderen Mann nehmen.« Und die Frau sagte darauf: »Und du nimmst dir sicher eine andere Frau, du bleibst nicht ledig ...« Aber einer glaubte dem anderen nicht. Dann machten sie miteinander aus, dass weder er noch sie wieder heiraten wollten. Da starb die Frau. Erst lebte der Mann eine Weile ohne Frau, weil er überhaupt nicht wieder heiraten wollte.

Als aber eine Zeit vergangen war, dachte er: »Was soll ich um sie trauern? Ich heirate wieder.« Und er nahm sich eine Frau. Schon wollte er sie zur Trauung führen, da fiel ihm ein: »Ach, ich will doch zu meiner Frau gehen und ihr Lebewohl sagen, die Tote um Verzeihung bitten.« Er ging hin und verbeugte sich am Grabe: »Verzeih mir! Ich gehe zur Trauung, ich heirate wieder.« Da öffnete sich das Grab – die Braut war bei der Kirche stehen geblieben, während der Mann seine verstorbene Frau besuchte –, und sie rief ihn zu sich: »Komm, komm, fürchte dich nicht, komm hierher!« Sie rief ihn ins Grab und sagte zu ihm: »Weißt du nicht, dass wir uns versprochen hatten, dass der nicht wieder heiraten sollte, der übrig bleibe?« Und sie forderte ihn auf, auf dem Sarge zu sitzen.

»Trinkst du Wein?« sagte die Frau zu ihm. Und sie gab ihm

einen Becher, und der Mann trank. Dann wollte er fortgehen. Aber sie bat: »Bleib noch hier und lass uns vertraulich plaudern!« Und der Mann blieb und plauderte. Sie goss ihm einen zweiten Becher ein, und der Mann trank wieder. Dann stand er wieder auf und wollte gehen, aber wieder sagte sie: »Lass uns noch plaudern!« Und der Mann blieb und plauderte. – Zu Hause hielten sie eine Andacht, weil sie glaubten, der Mann sei gestorben. Die Braut wartete und wartete und ging schließlich zu ihren Eltern zurück. – Und sie gab ihm den dritten Becher, und immer noch bat sie ihn zu bleiben. Endlich ließ sie ihn fort: »Geh nun hin!«, sagte sie.

Da ging der Mann fort. Er kam zur Kirche, aber da war kein Pfarrer mehr, nichts mehr – und er selbst war grau wie ein alter Wiedehopf; weil er dreißig Jahre im Grab gewesen war.

(Finnisches Märchen)[18]

Zum Märchen

Wenn man in den Privatanzeigen von Tageszeitungen blättert, kann man folgende Beobachtung machen: Bei Tod eines Ehepartners, insbesondere eines älteren Partners, folgt der noch Lebende dem Toten nicht selten innerhalb kurzer Frist.[19]
Es steht außer Frage, dass es nicht nur zwischen Kindern und Eltern eine enge Bindung gibt, bei der zuweilen der eine dem anderen in den Tod folgt, sondern auch bei Ehepartnern. Mancher, der den Tod des Partners überlebt, glaubt es dem Toten schuldig zu sein, auf ein weiteres Lebensglück verzichten zu müssen.

Aus dieser Sehnsucht nach dem Toten kann auch manche schwere Erkrankung verständlich werden. In einem Kurs bei Bert Hellinger stellte eine krebskranke Frau ihre Familie auf.

Sie war verheiratet und hatte zwei leibliche Kinder mit ihrem Mann und auch eine Pflegetochter. Wie sich schnell herausstellte, war die Hauptperson dieses Familiensystems die erste große Liebe der Frau; der Mann war bei einem Autounfall ums Leben gekommen. Am Rücken des Toten stehend und ihm folgend ging es der Krebskranken wesentlich besser als bei ihrem Mann und den Kindern. Die Frau sagte nun zu dem ersten Mann: »Lieber Mann, ich komme auch.« Der Stellvertreter des Toten war davon sehr unangenehm berührt. Dieses Opfer verlangte er offensichtlich nicht von der Frau. Darauf kamen der Frau die Tränen.

Im nächsten Schritt legte sie ihren Kopf an die Brust des früheren Partners und atmete tief. Da kam die Liebe noch stärker zum Vorschein. Sie bat ihn: »Du hast mir gefehlt. Bitte sei freundlich, wenn ich bleibe.« Auf die Kinder und den jetzigen Mann zeigend fügte sie weinend hinzu: »Das ist mein Mann und das sind meine Kinder. Bitte schau freundlich auf uns.« Da sagte der Mann: »Ja, das will ich tun.«

In Familienaufstellungen kann man die Erfahrung machen, dass die Toten durchaus wohlwollend auf eine neue Beziehung des noch Lebenden schauen. Selbst ein Versprechen, wie es im Märchen erwähnt wird, bindet den Lebenden letztlich nicht. Was den Gatten im Märchen an einer neuen Partnerwahl hinderte, ist seine Vorstellung, dass er es der Toten nicht antun dürfe, nochmals jemanden zur Frau zu nehmen. Ständig hört er jene »Stimme« der Toten, sein schlechtes Gewissen, das ihn ruft.

Hellinger ließ die Frau dem früheren Partner noch sagen: »Du hast einen Platz in meinem Herzen. Ich bleibe jetzt bei meinem Mann und bei meinen Kindern.« Daraufhin stellte sie sich wieder an die Seite des Mannes und zu den Kindern. Sowohl der Mann als auch die Kinder atmeten nun auf.

Angesichts der Krebskrankheit sagte sie noch ihren Kindern: »Ich bleibe.«[20]

In Bezug auf unser Märchen ist diese Fallgeschichte äußerst aufschlussreich, denn sie zeigt Lösungswege für den Hinterbliebenen auf. Eine zweite Ehe kann dem Zurückgebliebenen gelingen, wenn sowohl er als auch der neue Partner den ersten Partner achten. Dieser Hinweis gilt für Scheidungen im gleichen Maße: Wenn die früheren Partner nicht gewürdigt werden, sind nachfolgende Beziehungen oder Ehen nur auf Sand gebaut. In der Regel wird der frühere Partner durch eines der in der neuen Partnerschaft entstandenen Kinder vertreten.[21]

Das Märchen beschreibt, wie zweite Ehen verlaufen, wenn der Tote nicht mit einbezogen wird: Es ist, als wäre der Partner »nicht da«. Der neue Partner »wartet«, dass der andere seelisch zu ihm kommt, doch dieser ist unbewusst beim Toten. Der Gedanke des Mannes im Märchen »Was soll ich um sie trauern? Ich heirate wieder« kommt nur aus dem Bewusstsein und berührt damit nur die Oberfläche. In der Tiefe wirkt anderes. Eine befriedigende Beziehung kann auf diese Weise nicht entstehen, denn der andere »trinkt«, wie es das Märchen ausdrückt, außer Haus. Der Hinweis auf das Trinken des Weines ist gar nicht so weit hergeholt. Gar mancher, der einen Partner durch Tod verlor, greift zum Alkohol, zu Tabletten oder anderem Ersatz.

Das Märchen von den zwei Ehegatten weist viele Parallelen auf zu der in diesem Buch schon besprochenen Geschichte »Der Bruder beim Bruder im Jenseits«. Auch dort war die Liebe zu dem verstorbenen Verwandten so stark, dass der Lebende einen Zeitsprung erfuhr. Hier sind es zwar nur »dreißig Jahre«, doch wie in dem anderen Märchen ist der Traum eines neuen glücklichen Lebens ausgeträumt. Wer »grau wie ein alter Wiedehopf« ist, für den sind die Eheträume ausgeträumt.

Die folgende Fallgeschichte verdeutlicht das Gesagte noch weiter: Zu mir kam eine geschiedene Frau im mittleren Alter, Mutter von zwei gerade erwachsen gewordenen Söhnen. Sie war schon lange geschieden, und fast 15 Jahre hatte sie sich als Alleinerziehende um ihre Kinder gekümmert. Auf eine neue Partnerschaft hatte sie verzichtet, denn sie sah ihre Lebensaufgabe allein in ihren Söhnen.
Schwer wurde ihr Herz, als die Söhne von zu Hause auszogen. Kinder, die ihre Eltern allein zu Hause zurücklassen, fühlen sich schuldig. Doch natürlich können sie nichts dafür, wenn der sie betreuende Elternteil stets auf eine Partnerschaft verzichtet. Auf erstaunliche Weise half ein Geschenk für Abhilfe, das die Söhne der Mutter zum Geburtstag machten. Es handelte sich um eine große Kreuzfahrt. In diesem Urlaub verliebte sich die Frau in einen viel beschäftigten Geschäftsmann.
Die Söhne freuten sich, dass die Mutter endlich einen Partner gefunden hatte, doch die Partnerschaft gestaltete sich schwierig. Der Mann wohnte in einem anderen Land. Mal trafen sie sich für einige Wochen in dem Land des einen, sechs Monate später wieder für einige Wochen oder einen längeren Urlaub im Land des anderen. Irgendwann wurde klar, dass eine grundsätzliche Entscheidung über ein weiteres Zusammenleben fallen müsste. Die Frau begann auch immer mehr darüber zu klagen, dass sie sich nicht richtig verstehen würden.
Bei einer Familienaufstellung mit Symbolen wurde rasch deutlich, was das eigentliche Problem war: Der Mann war viele Jahre glücklich verheiratet gewesen und hatte seine Frau vor noch nicht langer Zeit durch eine schwere Krankheit verloren. Die Klientin erzählte, dass sie das Gefühl habe, die

Verstorbene schwebe stets wie »ein Geist« über der Beziehung. Sie war ein Thema, über das nie gesprochen wurde.
Die Klientin legte die Symbole für die Beteiligten so auf den Boden, dass sich folgendes Bild ergab: Der Mann stand neben seiner verstorbenen Frau und die Klientin schaute auf ihren ersten Mann, den Vater der beiden Söhne, den sie zu wenig geachtet hatte und der zu Unrecht für sie immer der Sündenbock gewesen war. So waren beide Partner noch gebunden an ihre früheren Partner.
Nachdem die Klientin einen heilenden Prozess mit ihrem noch lebenden ersten Mann gemacht hatte, ließ ich sie zu ihrem neuen Partner sagen: »Deine tiefe Liebe zu deiner ersten Frau achte ich. Du kannst dir auch noch etwas Zeit nehmen.« Daraufhin wurde die Klientin traurig, denn so, wie sie für den neuen Partner nur die Zweite ist, so ist auch er für sie nicht der erste, sondern der zweite Mann. Man kann nicht so tun, als gäbe es diese früheren Bindungen nicht. Wenn die neue Partnerschaft eine Perspektive haben soll, dann nur, wenn frühere Bindungen geachtet werden. So ließ ich die Frau sich tief vor der verstorbenen ersten Frau des Mannes verneigen und sagen: »Ich achte dich als seine erste Frau und ich achte eure tiefe Liebe. Bitte schau freundlich auf uns.«
Danach besserte sich die Partnerschaft.
Albrecht Mahr hat mich auf eine weitere Perspektive dieses Märchens aufmerksam gemacht. Wie man in Aufstellungen beobachten kann, gibt es Fälle, wo die Toten an den Lebenden »anhaften«. Menschen, die an Herzinfarkt, im Krieg oder bei Unfällen plötzlich sterben, haben oft Probleme beim Übergang in die andere Welt. Sie verhalten sich manchmal in den Aufstellungen, als seien sie noch nicht gestorben, sondern müßten sich an den Lebenden orientieren statt an den Toten.
Hilfreich ist hier das Dazustellen der schon verstorbenen Ver-

wandten des Toten. Im Kontakt zu ihnen kann der Tote begreifen, wohin er gehört. Auch aufklärende Worte der Hinterbliebenen an den auf plötzliche Weise Verstorbenen können hilfreich sein, zum Beispiel: »Ich kann nicht bei dir sein, denn ich bin noch im Reich der Lebenden.«[22]

»Die drei Schlangenblätter«

Es war einmal ein armer Mann, der konnte seinen einzigen Sohn nicht mehr ernähren. Da sprach der Sohn: »Lieber Vater, es geht euch so kümmerlich, ich falle euch zur Last, lieber will ich selbst fortgehen und sehen, wie ich mein Brot verdiene.« Da gab ihm der Vater seinen Segen und nahm mit großer Trauer von ihm Abschied. Zu dieser Zeit führte der König eines mächtigen Reichs Krieg, der Jüngling nahm Dienste bei ihm und zog mit ins Feld. Und als er vor den Feind kam, so ward eine Schlacht geliefert, und es war große Gefahr und regnete blaue Bohnen, dass seine Kameraden von allen Seiten niederfielen. Und als auch der Anführer blieb, so wollten die Übrigen die Flucht ergreifen, aber der Jüngling trat heraus, sprach ihnen Mut zu und rief: »Wir wollen unser Vaterland nicht zugrunde gehen lassen.« Da folgten ihm die andern, und er drang ein und schlug den Feind. Der König, als er hörte, dass er ihm allein den Sieg zu danken habe, erhob ihn über alle anderen, gab ihm große Schätze und machte ihn zum Ersten im Reich.

Der König hatte eine Tochter, die war sehr schön, aber sie war auch sehr wunderlich. Sie hatte das Gelübde getan, keinen zum Herrn und Gemahl zu nehmen, der nicht verspräche, wenn sie zuerst stürbe, sich lebendig mit ihr begraben zu lassen. »Hat er mich von Herzen lieb«, sagte sie, »wozu dient ihm dann noch das Leben?« Dagegen wollte sie ein Gleiches tun und, wenn er zuerst stürbe, mit ihm in das Grab steigen. Dieses seltsame Gelübde hatte bislang alle Freier abgeschreckt, aber der Jüngling wurde von ihrer Schönheit so eingenommen, dass er auf nichts achtete, sondern bei ihrem Vater um sie anhielt. »Weißt du auch«, sprach der König, »was du versprechen musst?« »Ich muss mit ihr in das Grab gehen«, antwortete er, »wenn ich sie überlebe, aber meine Liebe ist so groß, dass ich der Gefahr nicht achte.« Da willigte der König ein, und die Hochzeit ward mit großer Pracht gefeiert.

Nun lebten sie eine Zeit lang glücklich und vergnügt miteinander, da geschah es, dass die junge Königin in eine schwere Krankheit fiel und kein Arzt ihr helfen konnte. Und als sie tot dalag, da erinnerte sich der junge König, was er hatte versprechen müssen, und es grauste ihm davor, sich lebendig in das Grab zu legen, aber es war kein Ausweg: Der König hatte alle Tore mit Wachen besetzen lassen, und es war nicht möglich, dem Schicksal zu entgehen. Als der Tag kam, wo die Leiche in das königliche Gewölbe beigesetzt wurde, da ward er mit ihr hinabgeführt und dann das Tor verriegelt und verschlossen.

Neben dem Sarg stand ein Tisch, darauf vier Lichter, vier Laibe Brot und vier Flaschen Wein. Sobald dieser Vorrat zu Ende ging, musste er verschmachten. Nun saß er da voll Schmerz und Trauer, aß jeden Tag nur ein Bisslein Brot, trank nur einen Schluck Wein und sah doch, wie der Tod immer näher rückte. Indem er so vor sich hin starrte, sah er aus der Ecke des Gewölbes eine Schlange hervorkriechen, die sich der Leiche näherte. Und weil er dachte, sie käme, um daran zu nagen, zog er sein Schwert und sprach: »Solange ich lebe, sollst du sie nicht anrühren!«, und hieb sie in drei Stücke. Über ein Weilchen kroch eine zweite Schlange aus der Ecke hervor, als sie aber die andere tot und zerstückelt liegen sah, ging sie zurück, kam bald wieder und hatte drei grüne Blätter im Munde. Dann nahm sie die drei Stücke von der Schlange, legte sie, wie sie zusammengehörten, und tat auf jede Wunde eins von den Blättern. Alsbald fügte sich das Getrennte aneinander, die Schlange regte sich und ward wieder lebendig, und beide eilten miteinander fort. Die Blätter blieben auf der Erde liegen, und dem Unglücklichen, der alles mit angesehen hatte, kam es in die Gedanken, ob nicht die wunderbare Kraft der Blätter, welche die Schlange wieder lebendig gemacht hatte, auch einem Menschen helfen könnte. Er hob also die Blätter auf und legte eins davon auf den Mund der Toten, die beiden andern auf ihre Augen. Und kaum war es geschehen, so regte sich das Blut in den Adern, stieg in das bleiche Angesicht und rötete es wieder. Da zog sie Atem, schlug die Augen auf und sprach: »Ach Gott, wo bin ich?« »Du bist bei mir, liebe Frau«, antwortete er und erzählte ihr, wie alles gekommen war und er sie wieder ins Leben erweckt hatte. Dann reichte er ihr etwas Wein und Brot, und als sie wieder zu Kräften gekommen war, erhob sie sich, und sie gingen zu der Türe und klopften und riefen so laut, dass es die Wachen hörten und dem König meldeten. Der König kam selbst herab und öffnete die Tür, da fand er beide frisch und gesund und freute sich mit ihnen, dass nun alle Not überstanden war. Die drei Schlangenblätter aber nahm der junge König mit, gab sie einem Diener und sprach: »Verwahr sie mir sorgfältig und trag sie zu jeder Zeit bei dir, wer weiß, in welcher Not sie uns noch helfen können.«

Es war aber in der Frau, nachdem sie wieder ins Leben war erweckt worden, eine Veränderung vorgegangen: Es war, als ob alle Liebe zu ihrem Manne aus ihrem Herzen gewichen wäre. Als er nach einiger Zeit eine Fahrt zu seinem alten Vater über das Meer machen wollte und sie auf ein Schiff gestiegen waren, so vergaß sie die große Liebe und Treue, die er ihr bewiesen und womit er sie vom Tode gerettet hatte, und fasste eine böse Neigung zu dem Schiffer. Und als der junge König einmal dalag und schlief, rief sie den Schiffer herbei und fasste den Schlafenden am Kopfe, und der Schiffer musste ihn an den Füßen fassen, und so warfen sie ihn hinab ins Meer. Als die Schandtat vollbracht war, sprach sie zu ihm: »Nun lass uns heimkehren und sagen, er sei unterwegs gestorben. Ich will dich schon bei meinem Vater so herausstreichen und rühmen, dass er mich mit dir vermählt und dich zum Erben seiner Krone einsetzt.« Aber der treue Diener, der alles mit angesehen hatte, machte unbemerkt ein kleines Schifflein, setzte sich hinein, schiffte seinem Herrn nach und ließ die Verräter fortfahren. Er fischte den Toten wieder auf und mit Hilfe der drei Schlangenblätter, die er bei sich trug und auf die Augen und den Mund legte, brachte er ihn glücklich wieder ins Leben.

So ruderten beide aus allen Kräften Tag und Nacht, und ihr kleines Schiff flog so schnell dahin, dass sie früher als das andere bei dem König anlangten. Er verwunderte sich, als er sie allein kommen sah, und fragte, was ihnen begegnet wäre. Als er die Bosheit seiner Tochter vernahm, sprach er: »Ich kann's nicht glauben, dass sie so schlecht gehandelt hat, aber die Wahrheit wird bald an den Tag kommen«, und hieß beide in eine verborgene Kammer gehen und sich vor jedermann heimlich halten. Bald hernach kam das große Schiff herangefahren, und die gottlose Frau erschien vor ihrem Vater mit einer betrübten Miene. Er sprach: »Warum kehrst du allein zurück? Wo ist dein Mann?« »Ach, lieber Vater«, antwortete sie, »ich komme in großer Trauer wieder heim, mein Mann ist während der Fahrt plötzlich erkrankt und gestorben, und wenn der gute Schiffer mir nicht Beistand geleistet hätte, so wäre es mir schlimm ergangen; er ist bei seinem Tode zugegen gewesen und kann euch alles erzählen.« Der König sprach: »Ich will den

Toten lebendig machen«, und öffnete die Kammer und hieß die beiden herausgehen. Die Frau, als sie ihren Mann erblickte, war wie vom Donner gerührt, sank auf die Knie und bat um Gnade. Der König sprach: »Da ist keine Gnade, er war bereit, mit dir zu sterben, und hat dir dein Leben wiedergegeben, du aber hast ihn im Schlaf umgebracht und sollst deinen verdienten Lohn empfangen.« Da ward sie mit ihrem Helfershelfer in ein durchlöchertes Schiff gesetzt und hinaus ins Meer getrieben, wo sie bald in den Wellen versanken.

(Deutsches Märchen: Brüder Grimm)[23]

Zum Märchen

Nicht nur Kinder tragen Schweres für die Eltern und sterben auch für sie, Geschwister leiden für tote Geschwister, auch in der Partnerschaft übernimmt zuweilen der eine etwas Schweres für den anderen, was in letzter Konsequenz Sterben bedeuten kann.

In einem Seminar bei Bert Hellinger stellte eine schwer an Lungenkrebs erkrankte Frau ihre Familie auf. Die Aufstellung zeigte, dass eigentlich ihr Mann die schlimme Krankheit hätte bekommen müssen, denn sein Stellvertreter folgte seiner früh verstorbenen Mutter. Den Schmerz über den frühen Tod der Mutter hatte der Mann nie zugelassen; auch in der Familienaufstellung kam er mit seiner Mutter nicht in Kontakt. In der Vergangenheit hatte sich die Ehefrau dieses nicht gelebten Schmerzes angenommen. Wie sich später im Gespräch ergab, hatten der Mann und die Frau schon vorher einige Male daran gedacht, ob die Frau nicht etwas von ihm übernommen habe. Die Frau war übrigens Nichtraucherin, während der Mann Kettenraucher war! In der Aufstellung sagte sie den gemeinsamen Kindern: »Ich bleibe«, und dem Mann: »Ich lasse dich ziehen.« Nach der Aufstellung gab Hellinger dem Mann noch den Ratschlag, er solle in der Wohnung ein Foto seiner toten Mutter aufstellen, eine Zigarette daneben legen und mit Liebe an sie denken.

Dieses Beispiel zeigt sehr deutlich, dass das Zusammenkommen von Mann und Frau kein isoliertes Geschehen zwischen zwei Einzelnen ist, sondern dass immer die Herkunftsfamilie des Partners in die Paarbeziehung hineinwirkt.

Solche Zusammenhänge machen betroffen, doch man darf eines nicht vergessen: Auch ein solches Opfer geschieht aus Liebe. Entrüstung ist nicht angebracht. In einem anderen von Hellinger berichteten Fall beging ein Mann für seine Partnerin Selbstmord. Eigentlich war es die Frau, die gefährdet war, denn sie vertrat für ihre Mutter deren im Krieg gefallenen Verlobten. Die Tochter wollte sich für die Mutter umbringen, doch getan hatte es an ihrer Stelle der Partner.

Äußerst aufschlussreich ist, was der Stellvertreter des toten Lebenspartners in der Aufstellung berichtet hat. Er fühlte sich ganz ruhig und der noch lebenden Partnerin nahe. Er fühlte sich »getragen« und »gut« und hatte »nicht das geringste Gefühl von Opfer für sie. Es ist einfach richtig.« Statt nun selbstzerstörerisch zu fragen, warum er das für sie getan habe, geht es für die Frau darum, die Lösung zu vollziehen: »Ich nehme es als Geschenk.«

Der Stellvertreter des Lebenspartners hatte später noch berichtet, dass er sein Tot-Sein als völlig friedlich erlebt habe, für das niemand schuldig ist, jedenfalls nicht in dem Sinne, als sei die Frau schuldig an seinem Tod. Für Hellinger ist dies die Haltung, die am Ende gemäß ist:

»Dass das Tot-Sein nicht von einem Menschen verursacht wird, wie immer die Zusammenhänge auch sind. Ob jemand nun im Bett stirbt oder ermordet wird, oder in Verstrickungen gefangen stirbt oder sterben will oder sich umbringt: Über Leben und Tod entscheiden andere Kräfte. Wenn wir diese Kräfte achten, sind wir im Frieden.«[24]

In unserem Märchen wird von Anfang an deutlich, dass sich keine gewöhnliche Partnerschaft oder Ehe anbahnt: »Hat er mich von Herzen lieb, wozu dient ihm dann noch das Leben?«, kommentiert die Prinzessin ihren seltsamen Anspruch, dass der Mann ihr ins Grab nachfolge. Von Anfang an ist klar, dass die Frau eine Todessehnsucht in sich trägt, denn wer würde sonst bei Heiratsplänen sogleich an seinen Tod denken? Möglicherweise folgt sie aus Liebe einem toten Familienmitglied. Wer sich auf eine solche Frau einlässt, kann nicht mit einer normalen Paarbeziehung rechnen. Nicht umsonst hatte die Forderung der Prinzessin bislang »alle Freier abgeschreckt«.

Der Märchenheld jedoch ist zu dem gefährlichen Gelübde bereit. Als die Frau stirbt, holt er sie ins Leben zurück. Darin besteht eine Anmaßung, denn ein Partner hat kein Recht, für den anderen ein Leid zu tragen. Jeder Mensch hat ein Recht auf das Eigene, auch wenn es etwas Schweres ist. Wenn in einer Partnerschaft einer für den anderen Schweres übernimmt, wird meiner Erfahrung nach oft derjenige, dem das Schwere gehört, auf den »Altruisten« böse und die Liebe kann »erkalten«, genau wie es im Märchen beschrieben ist. Natürlich geschehen die hier beschriebenen Dinge unbewusst und man darf sie nicht dramatisieren. Es ist gut, sich klarzumachen, dass Liebe tatsächlich »stark wie der Tod« sein kann, doch das kann eben auch Tod bedeuten. Kann man aber einem Menschen vorwerfen, dass er so intensiv liebt?

Ein Beispiel: In einem meiner Kurse war eine depressive Frau, die von ihrem Mann begleitet wurde. In der Aufstellung ergab sich, dass die Frau sterben wollte. Obwohl in ihrer Herkunftsfamilie schwere Schicksale waren, wurde deutlich, dass sie in erster Linie etwas für den Mann trug: Eigentlich wollte der Mann sterben, nicht sie, doch sie trug es in Liebe für ihn, damit er bleibt. Der Mann hatte seinen Vater früh durch Selbstmord verloren, und dieser Vater folgte zudem mehreren früh verstorbenen Brüdern. Die Frau sagte nun ihrem Ehemann: »Du hältst das nicht aus. Ich trage es für dich.«
Das ist natürlich nicht die Lösung. In der Aufstellung nahm der Mann unter großen Schmerzen seinen Vater. Anschließend verneigte er sich vor den toten Onkeln. Schlagartig ging es der Stellvertreterin der Ehefrau besser. Nachdem sich nach der Aufstellung alle wieder gesetzt hatten, bestätigte die Frau, dass sie immer den Eindruck gehabt habe, etwas für den Mann zu tragen. Außerdem ergänzte sie: Immer dann, wenn es ihr besonders schlecht ging, sei der Mann böse auf sie geworden. Nun könnte man annehmen, dass er dankbar dafür sein müsse, dass sie für ihn Schweres trägt. Doch die Seele spürt deutlich, dass hier eine Grenze überschritten wurde und dass es zur Würde jedes Menschen gehört, dass man ihm das Eigene lässt.

Auch im Märchen wird derjenige, der eigentlich sterben will, böse, als sich der Partner einmischt: »Es war aber in der Frau, nachdem sie wieder ins Leben war erweckt worden, eine Veränderung vorgegangen: Es war, als ob alle Liebe zu ihrem Manne aus ihrem Herzen gewichen wäre.« Statt dankbar zu sein, wird sie so böse auf ihn, dass sie ihn umbringen lässt. Für die Wiedererweckung der Frau muss der Mann nun mit seinem Leben zahlen: So wird auf neue Weise ihre Todessehnsucht zu der seinen.

Die Frau im Märchen, das mag erstaunen, ist *zu Recht* böse auf den Mann, denn es stand ihm nicht zu, sich einzumischen. Und nochmals findet sich ein Mann, der Kapitän, der für die Prinzessin handelt und am Ende mit dem Leben dafür bezahlen muss. Diese Darstellung des Märchens ist zwar übertrieben, doch der Kern stimmt: Wer sich anmaßt, für einen Partner zu handeln oder zu leiden, der kann die Liebe seines Partners verlieren und muss einen hohen Preis dafür zahlen. Wenn allerdings das Äußerste geschieht und sich tatsächlich der eine für den anderen umbringt, hat »böse sein« keinen Sinn mehr. Dann helfen wie in der oben erwähnten Fallgeschichte der Blick auf die gemeinsame Liebe und der Satz: »Ich nehme es als Geschenk von dir.«
Der Charakter unserer Märchenheldin allerdings scheint solche Überlegungen von vornherein zu verbieten. Hat sie überhaupt jemals geliebt? Das Märchen stellt sie als bewusst mörderische Frau dar. Die Folgen dafür muss sie tragen, auch wenn sie familiär verstrickt sein mag. Sie hasst die Männer und missbraucht sie für ihre Zwecke. Auch solche Menschen gibt es im wirklichen Leben. Ihr Schicksal ist am Ende nicht selten ähnlich dem der Prinzessin.

Ein letztes Beispiel für die im Märchen beschriebene Dynamik, bei der eine Partnerin etwas für den anderen trägt: Eine Klientin kam nicht über den Schmerz nach einer Trennung hinweg. Zwölf Jahre war sie mit ihrem Freund zusammen gewesen. In einer Selbsthilfegruppe hatte sie für sich herausgefunden, dass immer sie diejenige war, die die Verantwortung in der Partnerschaft übernommen hatte. Auch die Schuld für die Trennung nahm sie ganz allein auf sich. Immer hatte sie Angst gehabt, der Mann verlasse sie. Sie hatte versucht, ihn mit allen Mitteln zu halten, am Ende aber war er doch gegangen.

Wer »klammert« und verkrampft »festhält«, muss oft einen Verlust erleiden. Man kann sich einen Partner nicht symbiotisch einverleiben, denn er ist ein Individuum, das ein Recht auf seine eigene Entwicklung hat. Das anmaßende Verhalten der Frau wurde auch in der Familienaufstellung sichtbar: Dem Mann ging es gut, er lachte. Sie dagegen hatte Schwindelgefühle, Druck im Kopf, und ihr wurde übel. Zunächst fragte ich nach Schwerem in der Familie der Frau, doch es fand sich nichts. Beim Mann allerdings war sehr früh die Schwester gestorben, an der er sehr gehangen hatte. Kaum war sie aufgestellt, änderte sich das Bild: Der Mann wurde sofort ernst, und er nickte zustimmend, als ich die Frau zu ihm sagen ließ: »Ich achte die Liebe zu deiner toten Schwester. Ich habe den Schmerz gerne für dich gefühlt.«
Nach der Aufstellung berichtete die Frau, der Mann habe sie fast ausschließlich mit »mein Schwesterherz« angesprochen. Erst nach der Aufstellung ergab das für sie Sinn. Des Weiteren ergab sich, dass die Klientin fast die ganzen zwölf Jahre der Partnerschaft Schwindelgefühle gehabt hatte. Die Schwester des Freundes hatte in der Zeit vor ihrem Tod unter chronischem Schwindel gelitten. Sie starb an einer Hirnblutung. So wurde deutlich, dass die Frau von Anfang an für den Mann die tote Schwester dargestellt hatte.
Eine neue Perspektive für die Partnerschaft gab es nicht, denn der Mann war nicht bereit, mit der Frau ein Kind zu haben. Wenn sich in dieser Hinsicht ein Partner dem anderen verweigert, geht die Partnerschaft über kurz oder lang daran kaputt. Dem Mann wäre eine Schwängerung der Frau wie ein Inzest (mit der Schwester) vorgekommen. Solange er sich nicht der Toten zuwendet, wird er immer wieder in Frauen nur eine Schwester finden, nie jedoch eine wirkliche Partnerin.
In einer späteren psychotherapeutischen Arbeit mit Symbolen

wurde noch deutlich, wie die Frau mit ihrer Herkunftsfamilie verstrickt war. Auch hier spielte eine tote Schwester die Hauptrolle: die Schwester der Mutter. Die Klientin verachtete ihre Mutter. Sie war identifiziert mit der toten Schwester der Mutter und trug für die Mutter den Verlustschmerz und deren Absicht, der Toten zu folgen. Auch als ihr das bewusst wurde, verachtete sie die Mutter weiter. Die Klientin hatte sich entschieden, weiterzuleiden.

»Stein und Bambus«

Ein Kind kam vorüber. Ein Stein lag am Weg. Das Kind hob ihn auf und warf ihn in die Luft. Ein Stein fiel neben einer Bambusstaude herunter. Als das Kind vorbeiging, streifte es den Bambus, bog ihn nieder und ließ ihn zurückschnellen. Der Bambus seufzte ein wenig. Das Kind ging weiter.

»Wer bist du?«, fragte die Bambusstaude den Stein. »Kommst du vom Himmel?«

»Ich bin der Stein«, antwortete er. »Ich komme nicht vom Himmel, sondern aus der Erde. Das Kind hat mich in die Luft geschleudert.«

Die Bambusstaude sagte: »Hast du auch Kinder?«

Der Stein brummte: »Ich brauche keine Kinder, weil ich nicht sterben muss. Darüber ärgern sich die Menschen. Es wäre besser, wenn ihr Leben so wäre wie meines.«

Die Bambusstaude dachte nach. Dann schüttelte sie den Kopf.

»Das ist nicht gut. Das Menschenleben müsste wie meines sein.«

»Musst du sterben?«

Die Bambusstaude nickte. Sie bewegte sich hin und her. Wind

war aufgekommen. Er peitschte die Bambusstaude. Sie duckte sich. »Ja, ich muss sterben.«
»Ich lebe ewig«, entgegnete der Stein stolz. »Ich kümmere mich nicht um Wind und Wetter, um Hitze und Kälte. Sie tun mir nichts. Ich empfinde sie gar nicht. Ich fühle keinen Schmerz und sorge mich um nichts. Ich gebe nichts und nehme nichts. Ich bin ich. So sollte das Menschenleben sein!«
Ein großer Ararauna-Papagei flatterte herbei und setzte sich auf die Bambusstaude, die sich unter der schweren Last neigte. Die Regentropfen bedeckten das blaue Gefieder des Vogels wie mit winzigen Perlen. Die Bambusstaude seufzte. »Ich spüre den Regen und den Wind«, sagte sie. »Ich spüre die Hitze und die Kälte. Ich beuge mich, aber ich richte mich dann wieder auf. Ich sauge mit meinen Wurzeln Kraft aus der Erde. Ich bin klein und wachse. Ich bin schwach und werde stark. Eines Tages kommen die Menschen und schneiden mich ab. Oder ich verfaule.«
»Dann bist du tot«, sagte der Stein.
»Ja, dann bin ich tot. Aber ehe ich sterbe, bekomme ich Kinder. Sie leben weiter. Sie werden wieder Kinder haben, die sich weiter ausbreiten. So geht es fort. Ich lebe in meinen Kindern. Ich meine, dass es besser ist für die Menschen, wenn ihr Leben dem meinen gleicht.«
Der Stein begriff es nicht. Er hielt starr an seiner Meinung fest, aber er wusste nichts mehr zu sagen. Da kam das Kind zurück. Der Papagei flatterte auf. Das Kind warf den Stein in den Bach. Dann schnitt es den Bambusschössling ab und machte sich daraus einen Stock.
Das Leben der Menschen gleicht dem Bambus.

(Brasilianisches Märchen)[25]

»Ja, dann bin ich tot. Aber ehe ich sterbe, bekomme ich Kinder. Sie leben weiter«, sagte die Bambusstaude. In der Tat tritt der Tod zwischen Mann und Frau, wenn sie Kinder bekommen. Vielen Paaren tritt der Tod erst mit der Geburt eines Kindes entgegen, denn aller Wahrscheinlichkeit nach wird das Kind noch leben, wenn die Eltern schon gestorben sind. Die Geburt zwingt einen, sich mit dem Tod auseinander zu setzen.

Die Beziehung von Mann und Frau ist auf ein Drittes angelegt: auf Kinder. Wenn sich Partner bewusst gegen ein Kind entscheiden, so bedeutet das oft den inneren Tod der Beziehung und nicht selten auch das äußere Ende der Partnerschaft.

Das Leben von Mann und Frau gleicht der Bambusstaude: Es ist ein Geben und ein Nehmen. Je länger die Paarbeziehung dauert, desto mehr gibt der eine dem anderen und umgekehrt, so dass der Umsatz stetig wächst. So entsteht Glück. Zuerst sind es nur harmlose Dinge, die gegeben und genommen werden: gemeinsame Urlaubskasse, bestimmte Dinge werden gemeinsam angeschafft. Später dann zieht man zusammen, verzichtet auf Liebgewonnenes und baut vielleicht ein Haus, heiratet und bekommt Kinder.

Bei manchen Paaren versiegt das Glück, weil das *sich steigernde* Geben und Nehmen verweigert wird. Ein Klient war zwei Jahrzehnte mit seiner Freundin zusammen. Doch sie hatten sich nichts mehr zu sagen. Innerlich war es wie tot zwischen ihnen. Immer noch waren sie nicht verheiratet, versteckten den Partner vor ihren Eltern. Eine Heirat stellt aber eine Beziehung auf eine festere Grundlage, sie ist eine soziale Initiation. Wer sie verweigert, sagt damit dem anderen: »Ich gebe mich dir nicht ganz. Ich habe noch Vorbehalte. Ein Hintertürchen muss ich mir noch offen halten.« Wer heiratet, gibt ein Stück Freiheit auf und gewinnt dafür mehr Bindung zum Partner. Doch das Geben und Nehmen zwischen Mann und Frau geht noch weiter: Wer sich für ein Kind entscheidet, der sagt damit auch: »Ich traue dir und mir zu, dass wir gemeinsam Verantwortung für ein neues Leben tragen. Ich kann mich auf dich verlassen, und du dich auf mich.« Wer jedoch nein sagt zu einem Kind, der sagt letztlich nein zur Partnerschaft.

Eine Klientin war elf Jahre mit ihrem unverheirateten Partner zusammen. Stets verweigerte der Mann ein Kind. Doch die biologische Uhr bei Frauen zeigt irgendwann ein Ende der Möglichkeiten an. Sie verließ den Mann, und sie wusste genau, welche Frage sie einem neuen Mann zur geeigneten Zeit zu stellen hatte. Wenn einer der Partner jedoch unfruchtbar ist und der andere dennoch aus Liebe bei ihm bleibt, muss dieses große Opfer eigens gewürdigt werden.

Wer den Umsatz von Geben und Nehmen verweigert, spricht wie der kalte Stein im Märchen: »Ich fühle keinen Schmerz und sorge mich um nichts. Ich gebe nichts und nehme nichts. Ich bin ich.« Dieses egozentrische Sein ist ein sicheres Sein, während das auf dem Wachstum von Geben und Nehmen angelegte Sein sehr unsicher und risikoreich ist. Eine Ehe ist immer ein Wagnis. Hier lauert der Tod, der Schmerz, aber auch das höchste Glück.

In einer Partnerschaft muss jeder geben und jeder nehmen. Wenn nur einer gibt und nur einer nimmt, ist die Beziehung bald zu Ende. Eine Frau zahlte ihrem Freund die Ausbildung und die Miete. Als Alleingebende stellte sie sich damit über den Mann, der nichts zurückgeben konnte. Eines Tages kam die Frau von der Arbeit zurück und der Mann war mit Sack und Pack ausgezogen.

Negative Konsequenzen haben auch die Scheinehen, bei denen man einen Mann oder eine Frau ausschließlich heiratet, damit er im Land eine Aufenthaltsgenehmigung erhält. Alle solche Fälle, die ich bislang bei Patienten erlebt habe, hatten schlimme Folgen. Nur ein Beispiel: Eine deutsche Frau heiratete einen Araber, damit er in Deutschland bleiben konnte. Obwohl sie ihn als Mann nicht begehrte, wollte sie ihm einen »Gefallen« tun. Der Mann leidet seitdem unter einer starken psychischen Störung und die Frau hat eine aggressive Form von Krebs bekommen. Natürlich mögen hier noch andere Verstrickungen hineinwirken, doch die Heirat aus Mitleid ist für beide Beteiligte stets von Übel. Von einem liebenden Geben und Nehmen kann hier keine Rede sein.

»Ich spüre den Regen und den Wind (...) Ich spüre die Hitze und die Kälte. Ich beuge mich, aber ich richte mich dann wieder auf. (...) Ich bin klein und wachse. Ich bin schwach und werde stark. Eines Tages kommen die Menschen und schneiden mich ab. Oder ich verfaule«, sagte die Bambusstaude.
Wie wäre es, wenn man doch nicht »verfaulte« wie die Bambusstaude, sondern wie ein Stein unsterblich wäre oder den Tod zumindest für eine gewisse Zeit ausspielen könnte? Davon erzählt das übernächste Kapitel (»Der überlistete Tod«).

Der vergessene Dank für Heilung und das gerettete Leben

»Wie das Leben durch die Welt wanderte«

Eines Tages begab sich das Leben auf die Wanderschaft durch die Welt. Es ging und ging, bis es zu einem Menschen kam. Der hatte so geschwollene Glieder, dass er sich kaum rühren konnte.
»Wer bist du?«, fragte der Mann.
»Ich bin das Leben.«
»Wenn du das Leben bist, so kannst du mich vielleicht gesund machen«, sprach der Kranke.
»Ich will dich heilen«, sagte das Leben. »Aber du wirst mich und deine Krankheit bald vergessen.«
»Wie könnte ich euch vergessen!«, rief der Mann aus.
»Gut. Ich will in sieben Jahren wiederkommen. Dann werden wir ja sehen«, meinte das Leben. Es bestreute den Kranken mit Staub vom Wege. Kaum war das geschehen, ward der Mann gesund.
Dann zog das Leben weiter und kam zu einem Leprakranken.
»Wer bist du?«, fragte der Mann.
»Ich bin das Leben.«
»Das Leben?«, sagte der Kranke. »Du könntest mich ja gesund machen.«
»Das könnte ich«, erwiderte das Leben. »Aber du wirst mich und deine Krankheit bald vergessen.«
»Ich vergesse euch bestimmt nicht«, versprach der Kranke.

»Nun, ich will in sieben Jahren wiederkommen, dann werden wir ja sehen«, sprach das Leben. Es bestreute den Mann mit Staub vom Wege, und der Mann ward sogleich gesund.
Wieder begab sich das Leben auf die Wanderschaft. Nach vielen Tagen kam es schließlich zu einem Blinden.
»Wer bist du?«, fragte der Blinde.
»Das Leben«
»Ach, das Leben!«, rief der Blinde erfreut. »Ich bitte dich, gib mir mein Augenlicht wieder!« »Das will ich tun. Aber du wirst mich und deine Blindheit bald wieder vergessen.«
»Ich werde euch bestimmt nicht vergessen«, versprach der Blinde.
»Nun gut, ich will in sieben Jahren wiederkommen, dann werden wir ja sehen«, sagte das Leben, bestreute den Blinden mit Staub vom Wege, und der Mann konnte wieder sehen.
Als sieben Jahre vergangen waren, zog das Leben wieder in die Welt. Es verwandelte sich in einen Blinden und ging zuerst zu dem Menschen, dem es das Augenlicht wiedergegeben hatte.
»Bitte lass mich bei dir übernachten«, bat das Leben. »Was fällt dir ein?«, schrie der Mann es an. »Scher dich weg! Das fehlte mir gerade noch, dass sich hier jeder Krüppel breit macht.«
»Siehst du«, sagte das Leben. »Vor sieben Jahren warst du blind. Damals habe ich dich geheilt. Und du versprachst, deine Blindheit und mich niemals zu vergessen.« Darauf nahm das Leben ein wenig Staub vom Wege, streute ihn auf die Spur dieses undankbaren Menschen. Von Stund an wurde dieser Mann wieder blind.
Dann ging das Leben weiter. Und es gelangte zu dem Menschen, den es vor sieben Jahren von der Lepra befreit hatte. Das Leben verwandelte sich in einen Leprakranken und bat um Obdach.

»Pack dich!«, schrie der Mann es an. »Du wirst mich noch anstecken!«
»Siehst du«, sagte das Leben. »Vor sieben Jahren habe ich dich von der Leprakrankheit geheilt. Damals hast du versprochen, mich und deine Krankheit nie zu vergessen.« Darauf nahm das Leben ein wenig Staub vom Wege und streute ihn auf die Spur des Mannes. Im selben Moment wurde der Mann wieder von der Leprakrankheit befallen.
Schließlich verwandelte sich das Leben in einen Menschen, dessen Glieder so geschwollen waren, dass er sich kaum rühren konnte. So besuchte es jenen Mann, den es vor sieben Jahren zuerst geheilt hatte.
»Könnte ich bei dir übernachten?«, fragte ihn das Leben.
»Gern, komm nur weiter«, lud der Mann das Leben ein. »Setz dich, du Armer. Ich will dir etwas zu essen machen. Ich weiß recht gut, wie dir zumute ist. Einst hatte ich ebensolche geschwollenen Glieder. Gerade ist es sieben Jahre her, als das Leben hier vorbeikam und mich gesund machte. Damals sagte es, dass es nach sieben Jahren wiederkommen wolle. Warte hier, bis es kommt. Vielleicht wird es auch dir helfen.«
»Ich bin das Leben«, sagte das Leben. »Du bist der Einzige von allen, der weder mich noch seine Krankheit vergessen hat. Deshalb sollst du auch immer gesund bleiben …« Als es sich dann von dem guten Mann verabschiedete, sagte es noch: »Ständig wandelt sich das Leben. Oft wird aus Glück Unglück. Not verwandelt sich in Reichtum, und Liebe kann in Hass umschlagen. Kein Mensch sollte das jemals vergessen.«

(Afrika)[26]

Zum Märchen

Der Mensch ist aus »Staub« zu Leben geformt, und durch den Tod wird er wieder zu »Staub«. In unserem Märchen ist das »Leben« nicht nur das Leben, sondern auch das Leiden und letztlich auch der Tod: Mit dem Staub heilt das Leben und bringt später auch das Leiden zurück.

In dem Märchen gibt das Leben den Kranken die Mahnung mit auf den Weg, dass sie es und die Krankheit nicht vergessen sollen. Diese Bitte ist nicht selbstsüchtig, sondern ganz im Sinne des Kranken. Wer demütig und dem Schicksal dankbar für eine unvorhergesehene Heilung ist, der hat Kraft zum Leben. Eine Krankheit kann einen seelischen Läuterungsprozess in Gang setzen und sich so am Ende als ein großes Glück herausstellen. Ein Heilen um jeden Preis darf deshalb nicht die Maxime eines guten Behandlers sein. Wer hingegen die Krankheit und das Leiden als eine »negative Vergangenheit« vergisst und von sich abspaltet, der wird lebensschwach.

Ein Mann hatte eine extrem seltene lebensbedrohliche Krankheit. Die Aussichten standen schlecht, doch nach zwei Jahren war er geheilt. Er war der Ansicht, dass er die Heilung allein sich selber zu verdanken habe: »Kein Arzt konnte mir helfen. Ich war selbst mein bester Arzt. Durch Mentaltraining, Yoga und strikte Ernährungsumstellung habe ich mich geheilt. Wenn man nur will, ist alles beherrschbar!« Diese Meinung gab er überall zum Besten.

Die Einstellung dieses Mannes ist problematisch, denn er ist gänzlich um sich selbst zentriert; die Demut dem Schicksal gegenüber fehlt völlig. Es ist ein Wahn, zu glauben, dass das Individuum alles in seinem Leben manipulieren könne.[27]

Die Krankheit und die Heilung waren hier möglicherweise umsonst. Wie mag es dem Mann heute gehen?

Was passieren kann, wenn der Dank für eine unvorhergesehene Heilung beziehungsweise eine Errettung vor dem Tod vergessen wird, zeigt folgende Fallgeschichte aus einem Aufstellungsseminar.

Ein junger Mann kam scheintot auf die Welt. Man hatte schon von ihm Abschied genommen, da regte sich das Baby doch noch. Er war doch nicht verstorben, wie alle geglaubt hatten. Für die Eltern und für die ganze Familie hätte es ein Wunder sein müssen, für das man hätte danken können, doch stattdessen wurde niemand mit dem Geschehen fertig. Man gab das Kind an die Großmutter mütterlicherseits (die Mutter der Mutter), wo es aufwuchs und erzogen wurde. Es gehörte nicht mehr richtig zur Familie.

In der Familienaufstellung wirkten alle versteinert und leblos, so als ob das Kind tatsächlich verstorben wäre. Der Stellvertreter für das Kind schaute seine Eltern an und rief ihnen mehrmals laut ins Gesicht: »Ich lebe wirklich! Bitte glaubt es endlich! Ich bin euer Kind.« Erst da kam Leben in die Familie.

Psychisch waren die Eltern damals »tausend Tode« gestorben. Sie hatten nicht mehr die Kraft gehabt, für das Wunder des Überlebens zu danken. Doch im Interesse aller Familienmitglieder ist es unbedingt notwendig, für das Geschenk des Lebens zu danken. Wenn das nicht geschieht, lebt das Kind wie ein Scheintoter, es hat keine Kraft im Leben und denkt: »Eigentlich hätte ich ja tot sein sollen. Wie sollte ich da noch ein gutes Leben haben können?« Genau so war auch die reale Lebenssituation des jungen Mannes.

Auch wenn ein Kind zum Beispiel fast ertrunken ist, sollten die Eltern mit dem Kind gemeinsam für das Geschenk des Lebens danken. Wenn die Eltern das versäumen, kann der

Betreffende es aber auch als Erwachsener noch für sich nachholen. Dieser Dank ist besonders wirkungsvoll, wenn er an keine konkrete Adresse gerichtet ist.[28]

In der Aufstellung bat ich den Vater und die Mutter, zu dem Sohn zu sagen: »Es ist so gut, dass du es doch noch überlebt hast. Wir wollen gemeinsam dafür danken!« Bei der Großmutter bedankte sich der Mann noch dafür, dass sie ihn großgezogen hatte, doch er sagte ihr auch, indem er auf seine Mutter zeigte: »Sie ist meine Mutter, nicht du, du bist meine Großmutter.« Die Großmutter schaute zu ihrer Tochter und stimmte dem erleichtert zu. Dann nahmen die Geschwister und die Eltern sich an der Hand und versicherten dem Kind, dass es wirklich dazugehöre und dass alle sich freuen, dass es überlebt hat. Erst dann war es für den jungen Mann gut. Auch er sagte zu seinem Schicksal: »Danke!«

Wenn eine Krankheit oder Behinderung jedoch nicht zu heilen sind, ist es sinnvoll, sie nicht als Feind zu betrachten, sondern sie als Teil des Schicksals anzunehmen. Mit dieser Haltung strömt dem Patienten Kraft zu.

In einem von Bert Hellingers Kursen war einmal eine schon lange an Polio erkrankte Frau (»Maggie«). Er sagte zu ihr:

Hellinger: »Stell Dir vor, dass Du nie Polio gehabt hast, und Du wärest so glücklich aufgewachsen wie andere Kinder und hättest dasselbe Alter erreicht wie heute. Welches Schicksal ist wertvoller?«

Maggie: (nach einer langen Pause) »Ich weiß es nicht.«

Hellinger: »Sieh auf beide, auf beide Leben.« (Er zeigt in zwei verschiedene Richtungen)

Maggie: (nach einer langen Pause) »Drei Leben. Es gibt drei Leben.«

Hellinger: »Gut. Welches ist das dritte?«

Maggie: »Die zwei, die hätten eintreten können; da ist das schlimmste, das hätte sein können, und da ist das beste, das hätte sein können. Ich weiß, was ist, und auch, was gewesen ist. Ich habe zwei Phantasien.«

Hellinger: »Wie war meine Frage?«

Maggie: »Deine Frage war: Wenn ich keine Polio gehabt hätte und aufgewachsen wäre bis zum heutigen Alter, wie wäre mein Leben gewesen?«

Hellinger: »Nein. Meine Frage war: Welches Leben wäre das wertvollste?«

Maggie: (sie lacht, nachdenkliche Pause und dann mit Tränen) »Dieses! Dieses, weil ich es fast verloren hätte.«

Hellinger: »Du brauchst es nicht zu begründen. – Ganz genau. Das ist Gnade und Dankbarkeit. Laß nun die Kraft in Deine Seele strömen, die Kraft, die von der Dankbarkeit und der Würdigung der Gnade kommt. Schau deinen Mann an! Gut, da laß ich's.«[29]

Ein letztes Beispiel aus einem anderen Kurs bei Bert Hellinger. Eine junge Frau hatte von Geburt an Probleme mit den Augen. Als Säugling war sie erfolgreich operiert worden. Doch in den letzten Jahren hatte die Sehfähigkeit wieder abgenommen. Zunächst erblindete sie auf dem rechten Auge, dann verminderte sich die Sehfähigkeit auf dem linken erheblich. »Ulrike« sagte Hellinger, sie fürchte sich nun vor der Erblindung.

Hellinger: Mit Recht. Weißt du, wie man damit umgeht?

Ulrike: Ich weiß es nicht. Deshalb bin ich hier.

Hellinger: Das erste ist – mach mal die Augen zu –, dass du innerlich sagst: »Wenn das mein Schicksal ist, dass ich erblinde, stimme ich zu.« Nur innerlich.

Ulrike schloß die Augen und begann nach einer Weile heftig zu schluchzen. Hellinger legte ihr sanft die Hand hinter den Kopf und neigte ihren Kopf ein Stück nach vorn. Er bat sie, den Kopf leicht zu neigen und loszulassen. Daraufhin schluchzte Ulrike laut.

Hellinger (nach einiger Zeit): Jetzt ohne Ton atmen. Einfach tief ein- und ausatmen. Ja, so ist es richtig.

(Ulrike richtet sich auf und atmet ruhiger)

Hellinger (wieder nach einiger Zeit): Wie geht es dir jetzt?

Ulrike: Leichter, entspannter. Die Spannung hat mir Kraft genommen. Ja, es ist viel besser.

Hellinger: Du hast das tapfer gemacht. Du hast dich dem Schmerz gestellt. Wenn die eine Tür zugeht, geht gewöhnlich eine zweite oder sogar noch eine dritte auf.

Ulrike (lacht): Schön, danke. So ist es auch. Ich habe es auch schon so erlebt. Das ist eigenartig: Ich habe viel besser gesehen und weniger nehmen können. Danke.[30]

»Der überlistete Tod« oder: Sich einmischen in das Handwerk des Todes

»Der Reiche, der tausend Jahre alt werden wollte«

Vor langer Zeit lebte einmal ein Reicher. Alt und hinfällig war er, denn längst hatte er die Schwelle zum Greisenalter übertreten. Sterben aber wollte er nicht. Er liebte nämlich seine Schätze allzu sehr und suchte noch immer das Glück in der Welt. Darum wollte er noch viel älter werden, um seinen Besitz erst recht genießen zu können.
Aber auch er konnte sich dem Naturgesetz nicht entziehen. Alle, die zum Leben geboren sind, müssen altern, Schmerzen erdulden und am Ende sterben. Es gibt niemand, der diesem Gebot entgegentreten könnte.
Der Reiche jedoch verstieg sich in einen einzigen übermächtigen Wunsch: Er wollte den Todeskönig beschwören und ihn bitten, sein Leben zu verlängern, dass er es noch lange, lange genießen könnte.
Eines Tages befahl er den Dienern, alles herbeizubringen, was man zur Geisterbeschwörung braucht. Als die Nacht herabgesunken war, kniete er nieder und sprach die uralten Zauberformeln. Und die Kraft seiner Gebete bewirkte, dass der Todeskönig sich dem Zwang beugen musste. Er konnte nicht mehr unsichtbar bleiben, offenbarte sich dem Betenden und fragte: »Was ist geschehen, dass du es wagst, mich zu stören, und mir befiehlst, hier vor dir mich zu enthüllen?«

Der Reiche stieß seine Stirn in den Staub und antwortete: »Ich möchte von dir eine Gnade erflehen. Bitte nimm mir nicht das Leben!«

»Aber du hast die Zeit der Rückkehr bereits erreicht! Sprich, wie alt bist du?« So fragte der Todeskönig, und der Reiche antwortete:

»Achtzig Jahre beträgt mein Alter. Aber ich mag noch nicht sterben. Diese Welt will ich länger noch betrachten!«

Der Todeskönig hörte die Rede und entgegnete: »Was veranlasst dich, diesen Wunsch zu haben? Schon lange lebst du auf der Erde. Wie kommt es, dass du nicht müde bist? Denn es gibt viele Menschen, die noch jung sind und doch des Lebens bereits überdrüssig. Sie tragen noch nicht die Leiden des Alters, und doch nehmen sie Gift und sterben aus freiem Willen. Du aber liebst die Welt noch immer so sehr?«

»Ich habe viele Schätze zusammengebracht. Noch hatte ich kaum Zeit, mich meines Reichtums zu freuen. Darum bitte ich dich, hilf mir! Schiebe meine Todesstunde hinaus, damit ich noch ein Weilchen bei meinem Golde verweilen kann!«

Der Todeskönig hörte es und denkt: »Dieser Mann liebt die Schätze so sehr, dass er alles darüber vergisst. Er denkt nicht daran, dass die Welt im dauernden Wandel ihr Gesetz erfüllt und dass alle Güter der Erde vergänglich sind.«

Abermals wendet er sich an den Reichen und fragt: »Du glaubst also, dass dein Leben noch immer lebenswert ist und du der Welt noch lange nicht überdrüssig sein wirst?«

Der Reiche bejahte.

»Wie alt willst du denn werden?«

»Ich will tausend Jahre alt werden!«

»Bist du ganz sicher in deinem Herzen, dass du vor Ablauf der tausend Jahre noch nicht müde der Welt und des Lebens sein

wirst? Wenn du ganz sicher bist, so werde ich deine Bitte gewähren!«
Der Reiche bejahte abermals. Nun sprach der Todeskönig: »So nimm hin! Ich bin es zufrieden! Du sollst tausend Jahre leben! Aber wenn du vor Ablauf der Frist überdrüssig der Welt und müde des Lebens wirst, so darfst du nicht sterben, und versuchtest du auch, dir selbst das Leben zu nehmen – du wirst nicht sterben, bevor die tausend Jahre vergangen sind. Der letzte Tag des Jahrtausends – das ist dein Todestag! Bewahre meine Worte in deinem Herzen!«
Der Reiche hörte sein Urteil mit frohem Sinn. Schnell nahm er alle Bedingungen des Todeskönigs an. Aber dann dachte er: »Wenn ich tausend Jahre lebe, wird mein Körper alt und gebrochen sein. Mein Rücken wird krumm gezogen erstarren. Dann werde ich keinen Gewinn haben von meinem Leben!«
Darum sagte er zum Todeskönig:
»Nur um eine Sache will ich dich noch bitten: Es ist natürlich, dass das Alter die Menschen beugt und ihre Kraft verzehrt. Du hast mich gesegnet mit einem Leben von tausend Jahren. Wenn aber mein Körper kraftlos geworden ist, kann ich keinen Nutzen mehr ziehen aus meinem Leben. Darum bitte ich dich um deinen Segen: Lass meinen Körper in Jugendfrische erstrahlen und lass mich nicht altern die ganze Zeit meines Lebens!« Der Todeskönig erfüllte auch diesen Wunsch. Dann war er verschwunden.
Da ging ein Ziehen durch den Körper des Reichen, und neue Kraft stieg auf in seinen Gliedern. Als Jüngling stand er wieder da! Der Reiche wusste sich nicht zu lassen vor Freude. Unermesslich glücklich war er im Rausch des Silbers und Goldes und im Genuss der Liebe seiner unzähligen Frauen. Wie im Traum ging er umher und genoss alle Vergnügungen des Lebens.

Die Zeit verging. Der Reiche alterte nicht, und bald war er zweihundert Jahre alt. Inzwischen hatte sein Vaterland sich verändert. Viele Male zog der Krieg darüber hin. Die Städte wurden zerstört und wieder aufgebaut in mehrfachem Wechsel. Wo das Haus des Reichen gestanden hatte, lag nun ein blutiges Schlachtfeld.

Der Reiche hatte ein höchst wechselvolles Schicksal gehabt. Manchmal war er obenaufgewesen, und manchmal unterdrückt und arm. Alle Freunde starben ihm fort im Wechsel der Lebensalter. Mehrmals hatte er das Land verlassen müssen auf der Suche nach Arbeit, nach neuen Freunden, nach neuen Frauen und Söhnen. Denn sie alle hatten des Todeskönigs Segen versäumt und mussten hinsinken und sterben, wenn die Reihe an sie kam. Nur der Reiche allein blieb jedes Mal übrig und behielt aus der Gnade des Todeskönigs sein Leben.

Schließlich war das dritte Jahrhundert seines Daseins vergangen. Noch viele Male hatte sein Schicksal sich gewandelt. Er musste im Krieg kämpfen, wurde von seinen Söhnen und Frauen getrennt, und alle um ihn waren gestorben, er wusste nicht mehr, wie oft! Leid und Kummer musste er erdulden für Glück und Freude, Jammer und Sorgen für frohe Stunden, Armut für Reichtum, Krieg für Frieden, viele, viele Male. Endlich war ihm das Leben schal geworden, und er wollte sterben. Er enthielt sich der Speisen, trank Gift und versuchte, sich auf die verschiedensten Arten ums Leben zu bringen – aber er starb nicht! Was er auch tun mochte – er starb nicht, denn der Todeskönig hatte gesprochen: »Du wirst sterben, wenn dein Alter die tausend vollendet hat!«

Noch siebenhundert Jahre lagen vor ihm, und schon konnte er keinen Tag mehr ertragen. Die Zeit war so langsam vergangen, und die verzehrende Lebensmüdigkeit verhunderttausendfachte sein Leiden. Nur sterben wollte er und endlich ruhen. In den dreihundert Jahren seines Lebens hatte er alles gesehen, was die Welt zu bieten hat. Nun verstand er das Gesetz des Daseins: Nichts ist dauerhaft im Leben. Nichts Sicheres gibt es auf Erden. Er war älter geworden als alle Menschen auf der Welt.

Er war wohlhabend gewesen und ein Dienstmann. Sein Schicksal hatte ununterbrochen hin und her geschwankt. Jetzt, nach dreihundert Jahren, saß er wieder im Reichtum, hatte Söhne und Frauen die Menge, Diener, Schätze, Silber, Gold, Elefanten, Pferde und Büffel, viele, viele! Aber er hatte keine Freude mehr am Besitz, und weil er die Vergänglichkeit des Reichtums kannte, schien ihm all sein Gut wie der Besitz eines Fremden. Dreihundert Jahre alt war er, und das Leben barg kein Geheimnis mehr für ihn. Aber er konnte nicht sterben, denn er sollte erst noch auf den Tag genau tausend Jahre alt werden.

Müde schloss er seine Augen. Er wollte nichts mehr sehen von der Welt. An nichts anderes konnte er mehr denken als an das Sterben. Er suchte nach einem Weg, aus der Welt zu gehen. Schließlich hatte er die Lösung gefunden. Er wollte eine Höhle schaufeln lassen zum Schlafen. Dort wollte er seinen Todestag erwarten. Als die Höhle fertig war, legte er sich darin zur Ruhe. Vor der Höhle ließ er eine Tafel anbringen mit einer Inschrift: »Dies ist die Wohnung eines Mannes, der tausend Jahre alt werden wollte, lange vor der Zeit aber der Welt müde geworden ist und deshalb diese Höhle als letzte Ruhestätte erwählt hat. Bitte, lasst ihm die Ruhe und stört ihn nicht!«

Dann ließ er die Höhle verschließen. Und nun wartete er auf den Tod, und die tausend Jahre sind noch immer nicht um. Die Welt ist wieder anders geworden – aber wie sie auch sein mag, der Mann in der Höhle will nichts davon wissen. Das

Ding, das er am meisten herbeisehnt, ist der Tod. Auf seinem Lager in der dunklen Höhle ausgestreckt, wartet er auf die Erlösung von der hunderttausendfachen Qual des allzu langen Lebens.

(Thailändisches Märchen)[31]

Zum Märchen

Schon immer war es ein Menschheitstraum, unendlich zu leben oder zumindest das Leben zu verlängern. Besonders in den USA gibt es vielfältige Bestrebungen in dieser Richtung. Das Experimentieren mit Genen und Versuche, sich nach dem Tod für ein späteres Auftauen und Wiederbeleben in Tiefkühllabors einfrieren zu lassen, sind nur die augenfälligsten Beispiele. Sollten diese Manipulationen tatsächlich erfolgreich sein, würden sie sich wie im Märchen schnell als Alptraum erweisen.

Wie schon im Märchen »Stein und Bambus« wird auch in diesem thailändischen Märchen das Gesetz des Lebens in seinem dauernden Wandel erkannt. Das Thema dieser Geschichte hat schon manchen Schriftsteller zur Auseinandersetzung animiert, so zum Beispiel Oscar Wilde in »Das Bildnis des Dorian Gray«. Auch Simone de Beauvoir hat sich in ihrem 1946 erstmals veröffentlichten Roman »Alle Menschen sind sterblich« mit der Problematik des ewigen Lebens beschäftigt.

In diesem historischen Roman gibt es einen unsterblichen Helden mit Namen Fosca. Der Leser trifft erst im 20. Jahrhundert auf ihn. Regine, die weibliche Hauptfigur, steigert ihren Narzissmus mit dem Anspruch, die Liebe des unsterblichen Fosca zu erringen. Auf diese Weise hofft sie, in seinem Gedächtnis für alle Zeiten erhalten zu bleiben.

Ihren Denkfehler erkennt sie erst, als Fosca ihr die Geschichte seines Lebens erzählt. Als Tatmensch der Renaissance hatte er im italienischen Carmona die Unsterblichkeit gesucht, weil ihm seine von Attentaten bedrohte Lebensspanne zu kurz erschien für die großen Pläne, die er noch verwirklichen wollte. Es folgte der Weg durch Raum und Zeit an den Hof Karls V. und nach Mexiko zu den spanischen Eroberern. Im 17. Jahrhundert ging er auf Entdeckungsreisen nach Nordamerika, im 18. Jahrhundert war er in Frankreich und im 19. Jahrhundert beteiligte er sich an mehreren revolutionären Erhebungen. Verzweifelt versuchte er an den menschlichen Schicksalen teilzuhaben. Seine Bemühungen, zu lieben, zu helfen, sich einzufühlen und zu herrschen, scheitern auf klägliche Weise. Immer stärker verwandelt sich das Lebensgefühl seiner Existenz in absolute Gleichgültigkeit.
Im Leben einen neuen Anfang zu machen, bedeutet für ihn kein Problem, denn er ist unsterblich. Jedes Handeln relativiert sich sofort, da er stets von neuem beginnen kann. Fosca ist nichts unersetzlich, denn nichts ist ihm endgültig. Dem sterblichen Menschen hingegen ist bewusst, dass alles zählt und wertvoll ist. Foscas Beziehungen zu anderen Menschen werden durch die Unsterblichkeit im Keim erstickt: Seine Erhöhung vor den anderen macht ihn zu einem unmenschlichen Monster.
Simone de Beauvoir schrieb über ihren Helden:
»Er kann niemals wahre Liebe und Freundschaft empfinden, weil unsere Brüderlichkeit darin besteht, dass wir alle sterben. (...) Für Fosca kann es keine Schönheit geben, ebensowenig wie irgendeinen anderen der lebendigen Werte, welche die Endlichkeit des Menschen begründen.«[32]
Auch Regine zerbricht an ihrer Liebe zu Fosca. Nur diejenigen im Roman, die ihr Leben riskieren und die aus dem Bewusst-

sein heraus handeln, dass jede Tat die letzte sein kann und unter diesem Aspekt besonders wichtig ist, können Fosca die Stirn bieten. Gerade jene Menschen, die aus einem Gefühl ihrer Zeitlichkeit agieren, konfrontieren den Helden mit dem Grauen seiner sinnentleerten Existenz. Es ist, als sei sein Leben - gerade durch die Überhöhung - entwertet worden. Das ewige Leben hat ihn zum lebenden Toten gemacht, ähnlich wie den Reichen im Märchen, der »tausend Jahre alt werden wollte«.

Wie uns diese Beispiele aus der Literatur auf anschauliche Weise zeigen, ergibt sich aus dem Traum des ewigen Lebens am Ende ein böses Erwachen. Wer die eigene Zeitlichkeit bejaht, kann auch ja zum Tod sagen; er bekämpft den Tod und den Alterungsprozess nicht als Gegner, sondern anerkennt beides als Gegebenheiten des Lebens und stimmt ihnen zu. Dazu Bert Hellinger:

»Es gibt jedoch Leute, die stemmen sich mit ihrem Ich gegen diese Bewegung [zum Tod]. Sie sagen: Ich will hundertzwanzig Jahre alt werden. Zum Beispiel joggen sie mit achtzig Jahren noch verbissen, um länger zu leben. Damit machen sie sich vor ihrer eigenen Seele lächerlich. Die Seele will das gar nicht. Die Seele will zu ihrer Zeit zu ihrem Urgrund zurück. Wer mit Würde sein Alter auf sich nimmt und mit der Bewegung geht, der sinkt zu seiner Zeit ganz friedlich zurück. Das ist wie eine Vollendung.«[33]

Eine schon 60-jährige Klientin schien auf wundersame Weise jung geblieben zu sein. Sie hatte eine Figur wie eine 30-Jährige und wurde oft auf Ende 30, Anfang 40 geschätzt. Ihr Gesicht zeigte kaum Falten. Auch bei ihrer Art zu sprechen und zu gehen dachten die meisten an einen jungen Menschen. Doch ihr Blick war auf seltsame Weise leer und tot.

Diese Frau hatte sich für den Märchenprinzen konserviert, der allerdings bisher noch nicht gekommen war. Die Männer, die sie gehabt hatte, hatte sie stets nur »vorläufig« genommen. Wer aber immer nur lebt »als ob«, wer alles relativiert, der verweigert letztlich das Leben, denn er lässt sich nicht ein auf das Zeitliche.

»Fern in Bagdad«

Ein König hatte in Damaskus unter seinen Soldaten einen jungen Offizier, der ihm sehr lieb ist. Eines Tages stürzt dieser junge Offizier ganz aufgeregt in den Thronsaal des Königs: »Herr, ich bitte dich: Leihe mir dein schnellstes Pferd. Ich muss sofort nach Bagdad reiten.«
»Und warum?« Der König fragt erstaunt.
»Als ich eben durch den Garten deines Palastes ging, sah ich den Tod dort unten stehen. Er drohte mir, dass ich bald sterben würde. Jetzt möchte ich vor ihm fliehen.«
Der König gibt ihm das Pferd. Doch dann geht er selbst in den Garten. Er will sehen, ob er den schrecklichen Besucher noch finden kann. Und siehe, der Tod steht noch an derselben Stelle.
»Wie kannst du meinen treuen Diener bedrohen?«, fragt der König. »Und das im Garten meines Palastes?«
»Ich habe ihm nicht gedroht«, sagt der Tod »Ich habe nur vor Verwunderung die Hände gehoben und zusammengeschlagen.«
»Was für eine schlechte Ausrede!«, sagt der König.
»Doch, doch, es ist so!«, versichert der Tod. »Ich habe den Auftrag, ihn heute Abend fern von hier in Bagdad zu treffen. Dort soll er sterben. Und darum bin ich verwundert, dass er noch hier in Damaskus ist.«

(Arabisches Märchen)[34]

»Die Boten des Todes«

Vor alten Zeiten wanderte einmal ein Riese auf der großen Landstraße, da sprang ihm plötzlich ein unbekannter Mann entgegen und rief: »Halt! Keinen Schritt weiter!« – »Was«, sprach der Riese, »du Wicht, den ich zwischen den Fingern zerdrücken kann, du willst mir den Weg vertreten? Wer bist du, dass du so keck reden darfst?« – »Ich bin der Tod«, erwiderte der andere, »mir widersteht niemand, und auch du musst meinen Befehlen gehorchen.« Der Riese aber weigerte sich und fing an, mit dem Tod zu ringen. Es war ein langer und heftiger Kampf, zuletzt behielt der Riese die Oberhand und schlug den Tod mit seiner Faust nieder, dass er neben einem Stein zusammensank. Der Riese ging seiner Wege und der Tod lag da besiegt und war so kraftlos, dass er sich nicht wieder erheben konnte. »Was soll daraus werden«, sprach er, »wenn ich da in der Ecke liegen bleibe? Es stirbt niemand mehr in der Welt, und sie wird so mit Menschen angefüllt werden, dass sie nicht mehr Platz haben, nebeneinander zu stehen.« Indem kam ein junger Mensch des Wegs, frisch und gesund, sang ein Lied und warf seine Augen hin und her. Als er den halb Ohnmächtigen erblickte, ging er mitleidig heran, richtete ihn auf, flößte ihm aus seiner Flasche einen stärkenden Trank ein und wartete, bis er wieder zu Kräften kam. »Weißt du auch«, fragte der Fremde, indem er sich aufrichtete, »wer ich bin und wem du wieder auf die Beine geholfen hast?« – »Nein«, antwortete der Jüngling, »ich kenne dich nicht.« – »Ich bin der Tod«, sprach er, »ich verschone niemand und kann auch mit dir keine Ausnahme machen. Damit du aber siehst, dass ich dankbar bin, so verspreche ich dir, dass ich dich nicht unversehens überfalle, sondern dir erst meine Boten senden will, bevor ich komme und dich abhole.« – »Wohlan«, sprach der Jüngling, »immer ein Gewinn, dass ich weiß, wann du kommst, und so lange wenigstens sicher vor dir bin.« Dann zog er weiter, war lustig und guter Dinge und lebte in den Tag hinein. Allein Jugend und Gesundheit hielten nicht lange aus, bald kamen Krankheit und Schmerzen, die ihn bei Tag und Nacht plagten und ihm nachts die Ruhe wegnahmen. »Sterben werde ich nicht«, sprach er zu sich selbst, »denn der Tod sendet erst seine Boten, ich wollte nur, die bösen Tage der Krankheit wären erst vorüber.« Sobald er sich gesund fühlte, fing er wieder an, in Freuden zu leben. Da klopfte ihm eines Tages jemand auf die Schulter; er blickte sich um, und der Tod hinter ihm sprach: »Folge mir, die Stunde deines Abschieds von der Welt ist gekommen.« – »Wie«, antwortete der Mensch, »willst du dein Wort brechen? Hast du mir nicht versprochen, dass du mir, bevor du selbst kämest, deine Boten senden wolltest? Ich habe keinen gesehen.« – »Schweig«, erwiderte der Tod, »habe ich dir nicht einen Boten über den anderen geschickt? Kam nicht das Fieber, stieß dich an, rüttelte dich und warf dich nieder? Hat der Schwindel dir nicht den Kopf betäubt? Zwickte dich nicht die Gicht in allen Gliedern? Brauste dir's nicht in den Ohren? Nagte nicht der Zahnschmerz in deinen Backen? Ward's dir nicht dunkel vor den Augen? Über das alles, hat nicht mein leiblicher Bruder, der Schlaf, dich jede Nacht an mich erinnert? Lagst du nicht in der Nacht, als wärst du schon gestorben?« Der Mensch wusste nichts zu erwidern, ergab sich in sein Geschick und ging mit dem Tode fort.

(Deutsches Märchen: Brüder Grimm)[35]

Zu den beiden Märchen »Fern in Bagdad« und »Die Boten des Todes«

Die Botschaft des Märchens »Fern in Bagdad« ist manchem sicher unbequem: Das Schicksal und der Tod sind um einiges größer als wir und unser Wille. Wer vor dem Tod wegläuft, dem sitzt er besonders dicht im Nacken.
Die Sprache des Märchens »Die Boten des Todes« ist einfach und unmissverständlich. Der Tod ist ein »Unbekannter«. Wir wissen nichts über ihn. Doch er ist etwas ganz Gewöhnliches. Die Boten, die er uns schickt, sind einfacher Natur und von jedem zu verstehen. Der hier Betroffene ist auch niemand Besonderer; im Märchen heißt er »Jüngling« und später »der Mensch«.
Wer schon lange schwer an Krebs erkrankt ist, für den sind die Boten des Todes eigentlich nicht zu übersehen. Dennoch gibt es viele Schwerkranke, die immer noch so tun, als hätten sie alles in der Hand und könnten ihr Schicksal kontrollieren, statt dass sie dem Tod ins Auge schauen.
Eine Klientin litt an mehreren Krebsformen gleichzeitig. In der Aufstellung wurde deutlich, dass sie vier Totgeburten nachfolgte und sterben wollte. Mit nur wenig Kraft sagte sie den toten Kindern: »Im Andenken an euch bleibe ich noch ein bisschen.« Wesentlich kraftvoller war ihre Stimme, als sie ihnen sagte: »Ich komme auch!« Doch die Frau wollte das nicht wahrhaben. Sie war der Meinung, sie habe noch nicht genug »alte Dinge aufgearbeitet« und könne durch Beschäftigung mit Esoterik alles wieder in die Hand bekommen. Wie lange sie – medizinisch gesehen – noch zu leben hatte, interessierte sie nicht im Geringsten. Ihre Symptome, die »Boten

des Todes«, waren deutlich genug, doch sie waren ihr gleichgültig.
Dieser Fall liegt schon längere Zeit zurück. Aus heutiger Sicht hätte ich mit dieser Frau keine Familienaufstellung gemacht. Wenn man ihr unvoreingenommen ins Gesicht sah, konnte man die Todesnähe spüren. Das Aufstellen der Familie war für sie nur ein Glied in der Kette des »Machen-Wollens«. Wenn man als Therapeut spürt, dass das »Machen« keinen Sinn hat und schon zu viel »ausprobiert« worden ist, sollte man sich bescheiden zurückziehen. Wenn es nach den individuellen Umständen stimmig ist, kann man in der Gruppe den Klienten bitten, jemanden für den eigenen Tod und jemanden für sich auszuwählen, und dann die beiden in Beziehung stellen lassen. Dann wird ohne jede Ablenkung deutlich, welches Thema Aufmerksamkeit verdient hat. Wenn sich der Patient tatsächlich dem Tod zuwendet, bekommt er zuweilen noch Lebenszeit geschenkt.

»Der Gevatter Tod«

Es hatte ein armer Mann zwölf Kinder und musste Tag und Nacht arbeiten, damit er ihnen nur Brot geben konnte. Als nun das dreizehnte zur Welt kam, wusste er sich in seiner Not nicht zu helfen, lief hinaus auf die große Landstraße und wollte den Ersten, der ihm begegnete, zu Gevatter bitten. Der Erste, der ihm begegnete, das war der liebe Gott, der wusste schon, was er auf dem Herzen hatte, und sprach zu ihm: »Armer Mann, du dauerst mich, ich will dein Kind aus der Taufe heben, will für es sorgen und es glücklich machen auf Erden.« Der Mann sprach: »Wer bist du?« »Ich bin der liebe Gott.« – »So begehr ich dich nicht zum Gevatter«, sagte der Mann, »du gibst dem Reichen und lassest den Armen hungern.« Das sprach der Mann, weil er nicht wusste, wie weislich Gott Reichtum und Armut verteilt. Also wendete er sich von dem Herrn und ging weiter. Da trat der Teufel zu ihm und sprach: »Was suchst du? Willst du mich zum Paten deines Kindes nehmen, so will ich ihm Gold die Hülle und Fülle und alle Lust der Welt dazu geben.« Der Mann fragte: »Wer bist du?« – »Ich bin der Teufel.« – »So begehr ich dich nicht zum Gevatter«, sprach der Mann, »du betrügst und verführst die Menschen.« Er ging weiter, da kam der dürrbeinige Tod auf ihn zugeschritten und sprach: »Nimm mich zum Gevatter.« Der Mann fragte: »Wer bist du?« – »Ich bin der Tod, der alle gleichmacht.« Da sprach der Mann: »Du bist der Rechte, du holst den Reichen wie den Armen ohne Unterschied, du sollst mein Gevattersmann sein.« Der Tod antwortete: »Ich will dein Kind reich und berühmt machen, denn wer mich zum Freunde hat, dem kann's nicht fehlen.« Der Mann sprach: »Künftigen Sonntag ist die Taufe, da stelle dich zu rechter Zeit ein.« Der Tod erschien, wie er versprochen hatte, und stand ganz ordentlich Gevatter.

Als der Knabe zu Jahren gekommen war, trat zu einer Zeit der Pate ein und hieß ihn mitgehen. Er führte ihn hinaus in den Wald, zeigte ihm ein Kraut, das da wuchs, und sprach: »Jetzt sollst du dein Patengeschenk empfangen. Ich mache dich zu einem berühmten Arzt. Wenn du zu einem Kranken gerufen wirst, so will ich dir jedes Mal erscheinen; steh ich zu Häupten des Kranken, so kannst du keck sprechen, du wolltest ihn wieder gesund machen, und gibst du ihm dann von jenem Kraut ein, so wird er genesen; steh ich aber zu Füßen des Kranken, so ist er mein, und du musst sagen, alle Hilfe sei umsonst und kein Arzt in der Welt könne ihn retten. Aber hüte dich, dass du das Kraut nicht gegen meinen Willen gebrauchst, es könnte dir schlimm ergehen …

Es dauert nicht lange, so war der Jüngling der berühmteste Arzt auf der ganzen Welt. »Er brauchte nur den Kranken anzusehen, so weiß er schon, wie es steht, ob er wieder gesund wird oder ob er sterben muss«, so hieß es von ihm, und weit und breit kamen die Leute herbei, holten ihn zu den Kranken und gaben ihm so viel Gold, dass er bald ein reicher Mann war. Nun trug es sich zu, dass der König erkrankte; der Arzt ward berufen und sollte sagen, ob Genesung möglich wäre. Wie er aber zu dem Bette trat, so stand der Tod zu Füßen des Kranken, und da war für ihn kein Kraut mehr gewachsen. »Wenn ich doch einmal den Tod überlisten könnte«, dachte der Arzt, »er wird's freilich übel nehmen, aber da ich sein Pate bin, so drückt er wohl ein Auge zu; ich will's wagen.« Er fasste also den Kranken und legte ihn verkehrt, so dass der Tod zu Häupten desselben zu stehen kam. Dann gab er ihm von dem Kraute ein, und der König erholte sich und ward wieder gesund. Der Tod aber kam zu dem Arzte, machte ein böses und finsteres Gesicht, drohte mit dem Finger und sagte: »Du hast mich hinter das Licht geführt; diesmal will ich dir's nachsehen, weil du mein Pate bist, aber wagst du das noch einmal, so geht's dir an den Kragen, und ich nehme dich selbst mit fort.«
Bald hernach fiel die Tochter des Königs in eine schwere Krankheit. Sie war sein einziges Kind, er weinte Tag und Nacht, dass ihm die Augen erblindeten, und ließ bekannt machen, wer sie vom Tode errettete, der sollte ihr Gemahl werden und die Krone erben. Der Arzt, als er zu dem Bett der Kranken kam, erblickte den Tod zu ihren Füßen. Er hätte sich der Warnung seines Paten erinnern sollen, aber die große Schönheit der Königstochter und das Glück, ihr Gemahl zu werden, betörten ihn so, dass er alle Gedanken in den Wind schlug. Er sah nicht, dass der Tod ihm zornige Blicke zuwarf, die Hände in die Höhe hob und mit der dürren Faust drohte; er hob die

Kranke auf und legte ihr Haupt dahin, wo die Füße gelegen hatten. Dann gab er ihr das Kraut ein, und alsbald röteten sich ihre Wangen, und das Leben regte sich von neuem.
Der Tod, als er sich zum zweiten Mal um sein Eigentum betrogen sah, ging mit langen Schritten auf den Arzt zu und sprach: »Es ist aus mit dir, und die Reihe kommt nun an dich«, packte ihn mit seiner eiskalten Hand so hart, dass er nicht widerstehen konnte, und führte ihn in eine unterirdische Höhle. Da sah er, wie tausend und tausend Lichter in unübersehbaren Reihen brannten, einige groß, andere halb groß, andere klein. Jeden Augenblick verloschen einige, und andere brannten wieder auf, also dass die Flämmchen in beständigem Wechsel hin und her zu hüpfen schienen. »Siehst du«, sprach der Tod, »das sind die Lebenslichter der Menschen. Die großen gehören Kindern, die halb großen Eheleuten in ihren besten Jahren, die kleinen gehören Greisen. Doch auch Kinder und junge Leute haben oft nur ein kleines Lichtchen.« – »Zeige mir mein Lebenslicht«, sagte der Arzt und meinte, es wäre noch recht groß. Der Tod deutete auf ein kleines Endchen, das eben auszugehen drohte, und sagte: »Siehst du, da ist es.« ... »Ach, lieber Pate«, sagte der erschrockene Arzt, »zündet mir ein neues an, tut mir's zuliebe, damit ich meines Lebens genießen kann, König werde und Gemahl der schönen Königstochter.« »Ich kann nicht«, antwortete der Tod, »erst muss eins verlöschen, eh ein neues anbrennt.« – »So setzt das alte auf ein neues, das gleich fortbrennt, wenn jenes zu Ende ist«, bat der Arzt. Der Tod stellte sich, als ob er den Wunsch erfüllen wollte, langte ein frisches, großes Licht herbei; aber weil er sich rächen wollte, versah er's beim Umstecken absichtlich, und das Stückchen fiel um und verlosch. Alsbald sank der Arzt tot zu Boden und war nun selbst in die Hand des Todes geraten.

(Deutsches Märchen: Brüder Grimm)[36]

Zum Märchen

Das Grimm'sche Märchen vom »Gevatter Tod« lässt sich auch als eine Geschichte für Ärzte und Psychotherapeuten betrachten. Es gibt Situationen, in denen man sich als Behandler demütig einer größeren Macht unterwerfen muss, weil einfach »kein Kraut« gewachsen ist und die Seele dem Tod des Körpers zustimmt. Doch die Apparatemedizin leistet dem Machbarkeitswahn Vorschub und auch die Psychotherapie ist nicht dagegen gefeit.

Wenn man als Behandler diese »größere Macht« nicht berücksichtigt, hat dies weder für den Therapeuten noch für den Patienten gute Folgen. Gerade bei Patienten, die schon eine Odyssee von Therapien hinter sich haben, sollte man den Sinn einer weiteren Therapie kritisch prüfen. Häufig ist die Anspruchshaltung des Patienten völlig übersteigert – es fehlt die Demut vor dem Schicksal und der Tatsache, dass nicht alles steuerbar ist. Viel zu oft wird vergessen, dass der Tod ein natürliches Ereignis ist.

Was die Haltung gegenüber dem Tod betrifft, kann man insbesondere von den so genannten einfachen Menschen viel lernen. Alexander Solschenizyn schrieb darüber, wie die alten russischen Bauern mit dem Tod umgegangen sind:

»Sie hatten sich nicht aufgebäumt, gewehrt, geprahlt, dass sie niemals sterben würden – sie alle hatten dem Tod *ruhig* entgegengesehen. Aber nicht nur, dass sie sich nicht wehrten, sie bereiteten sich in aller Stille und beizeiten auf den Tod vor, bestimmten, wer die Stute, wer das Fohlen bekommen sollte. Und gingen dann, solcherart erleichtert, unbeschwert hinüber, so als würden sie nur in eine andere Hütte übersiedeln.«[37]

Wenn der Todgeweihte dem Tod ins Auge sieht, wird er ruhig. Ein älterer Klient hatte Krebs in einem Stadium, in dem medizinisch nichts mehr therapierbar war. Eine Bekannte von ihm hatte ihn zu mir geschickt, »damit er endlich einmal auf andere Gedanken kommt und sich nicht immer verrückt macht«. Sie meinte, ich könnte mit ihm bestimmte mentale Übungen machen, um ihm die Angst vor dem Tod zu nehmen. Dieser Rat war gut gemeint, doch in einer kurzen Aufstellung mit Symbolen ergab sich anderes. Der Mann wählte zwei Symbole, auf denen durch einen Pfeil die Blickrichtung markiert war: Ein Symbol repräsentierte ihn, das andere den fortgeschrittenen Krebs. Er stellte sein Symbol so auf, dass er weit vom Tod entfernt war; der Tod stand ihm im Rücken. Der Mann fühlte sich auf seinem Symbol unruhig und nervös. Dann wurden die Papierscheiben mit Blickkontakt genau gegenübergestellt. Auch jetzt stellte der Mann sich auf sein Symbol. Er sagte: »Mich zieht es zu dem Krebs hin. Ich will hinschauen und dann werde ich ganz ruhig.« Ganz offensichtlich war die Begegnung mit dem Tod viel beruhigender als das Weglaufen. Folgender Satz war für diesen Mann noch wichtig: »In Dankbarkeit nehme ich mein Leben, solange es währt.«

In meinem Verständnis von Grimms Märchen »Der Gevatter Tod« geht es vor allem um die Demut des Behandlers. Als Psychotherapeut sollte man stets darauf achten, an welchem Punkt der Klient innerlich gerade steht und ob er zum jetzigen Zeitpunkt etwas Sinnvolles aus einer Therapie nehmen kann. Wenn man sich vorurteilsfrei in den Klienten einfühlt, kann man dies spüren.

Ein Beispiel: Eine junge Frau war tief depressiv, hatte keinen Partner und fühlte sich in ihrem Alltagsleben völlig isoliert. Meine Wahrnehmung von ihr war, dass sie an einem tödlichen Abgrund stand. Eine psychotherapeutische Arbeit war nicht angezeigt, da sie in keiner Weise offen war, Hinweise ernst zu nehmen. Ihre Mutter wertete sie zutiefst ab. Sie hatte die Vorstellung, sie müsse nur eine Anzahl von Sitzungen nehmen, und daraufhin würde sich ihre Lebenssituation automatisch verändern. Dass sie selbst etwas tun müsste, ihre Haltungen verändern müsste, lag ihrer Vorstellungswelt völlig fern. Einige Wochen später erfuhr ich, dass die Frau tödlich erkrankt war.

Ein anderes Beispiel: Eine Klientin litt unter Krebsangst. Diese Angst hatte einen realen Hintergrund, denn sie hatte schon einmal Unterleibskrebs gehabt, der jedoch vor zehn Jahren geheilt worden war. Außerdem hatte die Frau große Angst, bei einem Autounfall ums Leben zu kommen. Die letzten Jahre hatte sie immer die innere Gewissheit gehabt, dass sie bald sterben würde. Das Aufzeichnen ihres Stammbaums zeigte schwere Schicksale: Ein Großvater hatte sich umgebracht, mehrere Geschwister der Eltern waren früh gestorben und die Mutter litt an Krebs. Diese Mutter hatte ihren Vater, den Großvater der Klientin, schon im Säuglingsalter verloren.

Ein wichtiges Kriterium dafür, ob man als Therapeut mit jemandem arbeiten kann, ist das eigene Wohlbefinden. Wenn ich mich körperlich unwohl fühle, obwohl ich mich vorurteilslos jemandem öffne, stimmt in der Regel etwas nicht. In diesem Fall fühlte ich mich schlecht. Die Frau verachtete ihre Eltern massiv. Die Art, wie sie über sie sprach, war sehr verletzend. Sie äußerte auch, dass sie niemandem gegenüber dankbar sein müsse für das Leben, das sie erhalten habe. Wenn jedoch ein Mindestmaß an Achtung gegenüber den Eltern nicht vorhanden ist, hat man als Therapeut kein Recht, familiäre Verstrickungen aufzuzeigen. Ein solches Vorgehen stärkt die Verantwortlichkeit des Klienten. Der Therapeut kann den Prozess nicht stellvertretend für den Klienten machen.

Meiner Wahrnehmung nach war die Frau gefährdet. Doch man konnte spüren, dass eventuelle Interventionen, auch eine Familienaufstellung, nichts in Gang bringen würden. Wenn man als Therapeut eine solche Wahrnehmung hat, ist es gut, sich demütig zurückzuziehen und nichts zu »versuchen«.

Zuweilen kommen auch Frauen oder Männer in meine Kurse, die zunächst nicht für Veränderungen bereit sind. Wenn ich mich dann dort weigerte, eine Familienaufstellung durchzuführen, oder mitten in einer Aufstellung abbrach, weil die Haltung des Klienten dies erforderte, habe ich nicht selten eine erstaunliche Erfahrung gemacht: Die Klienten haben sich später für meine Intervention bedankt, obwohl sie vielleicht zunächst empört gewesen waren. Nach so manchem scheinbar »harten Abbruch« erhielt ich später ein Feedback, dass es gut im Leben weitergegangen ist. Wenn man jedoch die Dinge »glättet« und stets das vermeintlich Beste herbeiredet, sind die Klienten einem in der Regel böse. Ihre Seele spürt nämlich genau, dass der Therapeut sie nicht wirklich ernst genommen hat und der Tiefe des Problems aus Bequemlichkeit ausgewichen ist.

Auch Therapeuten, die sich zum Elternersatz für ihre Klienten machen, werden in der Regel vom Klienten verachtet. Ein Beispiel: Ein Mann ging seit vielen Jahren einmal in der Woche zum Psychoanalytiker. Der Mann hatte eine ganze Reihe von ernsteren psychischen Problemen, die sich in der Therapie alle nicht gebessert hatten. Ich fragte den Klienten, warum er denn seine Probleme nicht weiter mit dem Analytiker bespreche, sondern nun zu mir kommen wolle. Darauf antwortete er: »Ich will die Atmosphäre bei dem Analytiker nicht stören. Wir haben uns nun schon lange Jahre aneinander gewöhnt, und nun will ich ihn nicht aus dem Konzept bringen. Er ist ohnehin ein armes Würstchen, das mir nicht helfen kann. Aber die

Stunden bei ihm sind mir lieb und teuer geworden. Es ist, als ob ich bei ihm eine gemütliche Tasse Kaffee trinke. Zu Ihnen hingegen komme ich, weil ich ernsthaft arbeiten möchte.«

Um wie viel mehr muss ein Todgeweihter einen Therapeuten verachten, ja sogar ihm böse sein, wenn dieser – vielleicht aus eigener Angst vor dem Thema – den Tod verharmlost und dem Klienten hilft, ihn nicht anschauen zu müssen!

Dringlich stellt sich jedoch nicht nur der Psychotherapie, sondern auch der Medizin die Frage, bis zu welchem Ausmaß man »Gevatter Tod« in die Quere kommen darf. Dabei leistet die Anspruchshaltung vieler Kranker dem Machbarkeitswahn der Medizin Vorschub. Beispielsweise gilt heute die Transplantationsmedizin schon als Selbstverständlichkeit. Jedermann glaubt, dass er im Falle eines Falles ein Recht auf ein »Spenderorgan« habe.

Was der Theologe Eugen Drewermann berichtete, scheint mir symptomatisch für den Zeitgeist zu sein. Drewermann sprach mit einer Frau, die auf einer Warteliste für eine Nierentransplantation stand. Sie sagte: »Es ist makaber, ich bin froh, dass es bald Sommer wird; im Sommer verunglücken mehr junge Leute auf ihren Motorrädern und in ihren Autos; ich möchte nicht so denken, aber es ist einfach so: nur durch den Tod anderer erhöhen sich meine Chancen.«[38] Es ist wirklich die Frage, was hier makaber ist.

Für die Seele ist eine Nierentransplantation, wie auch Transplantationen anderer lebenswichtiger Organe wie zum Beispiel Herz und Leber, folgenreich. Eine von Bert Hellinger durchgeführte Familienaufstellung mag das verdeutlichen.[39]

Eine Klientin, Rosemarie, war seit ihrem dritten Lebensjahr chronisch nierenkrank. Als mit 21 Jahren beide Nieren auf Dauer versagten, spendete ihr der Vater eine Niere. Die Spen-

derniere wurde aber nach vier Jahren wieder abgestoßen. Zum Zeitpunkt der Familienaufstellung war die Frau seit sechs Jahren dialysepflichtig.
Bert Hellinger bittet die Frau, ihren Vater aufzustellen und dann selber in Beziehung zu ihm zu gehen. Der Stellvertreter des Vaters zittert derart, dass er sich mit dem Bauch auf den Boden legen muss. Auch Rosemarie schwankt stark und droht zu fallen. Hellinger bittet sie, sich neben den Vater zu legen.

Hellinger: Schau ihn an und sag ihm: »Lieber sterbe ich.«
Rosemarie: Lieber sterbe ich.
Hellinger: Sag es noch mal.
Rosemarie: Lieber sterbe ich.
Hellinger: »Das war zuviel.«
Rosemarie: Das war zuviel.
Hellinger: »Lieber sterbe ich.«
Rosemarie: Lieber sterbe ich.

Nach einiger Zeit rückt der Vater von ihr weg und Rosemarie berichtet, sie fühle sich, als habe sie keinen Vater. Hellinger bittet Rosemarie, ihm zu sagen: »Es war zuviel, was ich gefordert habe.« Im weiteren Verlauf sagt der Vater zu ihr: »Ich habe es dir gerne gegeben, doch es war zuviel.« Daraufhin spürt Rosemarie Scham.

Rosemarie: Ich schäme mich.
Hellinger: »Es genügt, wenn ich sterbe.«
Rosemarie: Es genügt, wenn ich sterbe.
Hellinger: Wie ist das?
Rosemarie: Ich falle nach hinten um.
Hellinger: »Tu, geh weiter.«

Rosemarie schwankt und Hellinger stützt sie. Hellinger bittet sie, dem Vater zu sagen: »Ich sterbe« und »Meine Zeit ist vorbei«. Daraufhin geht es ihr etwas besser. Hellinger wählt einen Mann aus der Gruppe und stellt ihn als Tod auf. Zunächst ist Rosemarie der Tod fremd und sie traut ihm nicht zu, sie auffangen zu können. Erst als sie den Kopf an seine Brust legt, kann sie Wärme spüren. Der Tod sagt: »Ich spüre Versöhnung mit ihr. Der Kampf von ihrer Seite hat aufgehört.«

Der Vater hat all dem zugesehen. Er hat das Gefühl, dass er zum ersten Mal Vater wird und seine Tochter wirklich sieht. Den Tod bei der Tochter zu sehen, ist allerdings schwer für ihn. Hellinger lässt ihn zum Tod sagen: »Du bist hier jetzt der Richtige.« Daraufhin will der Vater mit dem Tod den Platz tauschen. Doch Hellinger sagt zu ihm: »Nein, das geht nicht. Er ist auch hier der Stärkere. Und du mußt die Tochter ihm anvertrauen. Ich unterbreche es jetzt hier.«

Anschließend machte Hellinger einige wichtige Aussagen über Transplantationen. Seiner Ansicht nach hält die Seele sie nicht aus. Das Spenden von Blut und Knochenmark ist nach Hellingers Erfahrungen sehr wohl ein Liebesdienst, dem die Seele zustimmt, das Spenden von lebenswichtigen Organen dagegen nicht. Daraufhin meldete sich noch einmal Rosemarie zu Wort: »Das habe ich auch so empfunden. Ich war froh, als sie [die Spenderniere] wieder kaputt war.«

Das Spenden eines lebenswichtigen Organs ist eine Anmaßung. Wenn die Lebenszeit eines Menschen abgelaufen ist, darf man, so Hellinger, »nicht einfach eingreifen. Hinter all diesen Versuchen von Transplantationen steht die Vorstellung, als sei das Leben das Höchste und es müßte um jeden Preis, auch um den Preis der Leben anderer und der Gefährdung anderer, erhalten werden.«

Zum Schluss erwähnte Hellinger noch den Fall eines Mannes,

der eine Leber von einem verunglückten Motorradfahrer erhalten hatte. Hellinger hatte den Spender und den Patienten aufgestellt. Der Stellvertreter des toten Motorradfahrers hatte sich sehr schlecht gefühlt. Hellinger hatte den Mann gefragt, ob er innerlich dem Spender für das Organ gedankt habe. Der Mann hatte entgegnet: »Nein, der war doch tot.« Doch seine Seele kam erst in Frieden, als er selber bereit war, zu sterben.
Bert Hellinger führt seine Ansichten zu diesem Thema auf seine empirische Erfahrung bei Aufstellungen zurück, ohne sie jedoch zum Dogma zu erheben: »Weder würde ich ein Organ spenden, noch würde ich bereit sein, eines zu empfangen. Das geht über das menschliche Maß. Es ist provokativ, was ich da sage, und ich will nicht behaupten, dass das der Weisheit letzter Schluß ist. Das steht mir nicht zu. Aber es ist wert, es zu bedenken.«

Anhang: Über den Umgang mit dem Tod in unserer Kultur

Der Glaube an ein Weiterleben nach dem Tod oder an die Reinkarnation, bei der man Gelegenheit erhält, dem Verstorbenen in neuer Form wieder zu begegnen, ist letztlich ein verweigertes Nehmen des Todes. Alle diese theoretischen und religiösen Konzepte lassen nur eine Hoffnung keimen, über die wir zum einen keinerlei Aussage machen können und die uns zum anderen dazu verleitet, der Härte des Verlusts nicht ganz ins Auge zu blicken. Auch dem Verlust des eigenen Lebens kann man so ausweichen. Solche philosophischen Ansätze hindern den Hinterbliebenen, das Heilende eines ungedämpften Schmerzes zu erfahren.

Im Gegensatz zu heute war das Sterben früher eine öffentliche Sache. Noch zu Beginn des 19. Jahrhunderts konnte jeder, sogar ein der Familie Unbekannter, dem Priester auf der Straße in das Haus des Sterbenden folgen, wenn dieser die letzte Kommunion empfing. Und die Friedhöfe waren im Mittelalter Orte des sozialen Lebens. An den Friedhofsmauern endete die weltliche Macht. Verfolgte suchten auf den Friedhöfen Asyl und bauten sich dort sogar Hütten, in denen sie hausten. Es wurden sogar manchmal Friedhöfe angelegt, auf denen Beerdigungen verboten waren, damit sie allein dem Asyl dienen konnten. Der Friedhof wurde aber auch als Gerichtsstätte, Spielplatz und als Versammlungsort für die Bevölkerung genutzt. Hier konnte man spazieren gehen, weltliche Geschäfte erledigen, seinen Liebschaften nachgehen und Belustigungen erleben. Sogar das Brot wurde hier zu manchen Zeiten gebacken.[40]

Die Form des Trauerns hat sich im Abendland durch die Jahrhunderte sehr verändert. Noch im frühen Mittelalter trauerte man ähnlich, wie dies in afrikanischen Kulturen der Fall ist: Der Tote wird umarmt und man nimmt körperlich von ihm Abschied. In alten mitteleuropäischen Berichten lesen wir, dass der »Trauernde den Toten mit aller Kraft an die Brust drückt«. Der dadurch ausgelöste Schmerz hilft, den Tod des geliebten Menschen zu »verschmerzen«. Der Tod wird somit nicht nur im Kopf verstanden, sondern als eine körperliche Tatsache begriffen. Geschieht dies nicht, kann man sich vom Toten nicht lösen.

Ein Fallbeispiel für verweigerte Trauer

Eine knapp 40-jährige Frau hatte noch nie eine Partnerschaft gehabt. Als sie 16 Jahre alt gewesen war, starb ihr innig geliebter Vater an einer schweren Krankheit. Damals weigerte sie sich, mit zur Beerdigung zu gehen. Sie wollte den toten Vater nicht sehen, weil sie glaubte, das nicht aushalten zu können. Dadurch hatte sie die Chance verpasst, Abschied zu nehmen. Auch die Jahre danach ist sie kein einziges Mal zu Besuch auf dem Friedhof gewesen. Zwar genügte nach so langer Zeit die Erwähnung des Wortes »Vater«, um heftiges Weinen hervorzurufen, doch handelte es sich nicht um eine echte Trauer. Ein solches Weinen stärkt nicht, sondern es schwächt, weil es nur Ersatz für den ursprünglichen Schmerz ist. Die Frau vermochte nicht den Satz zu sagen: »Du bist tot, lieber Vater, ich lebe noch eine Weile, dann sterbe ich auch. Dir zur Freude bleibe ich.«

»Das Wort ›tot‹ kann ich nicht aussprechen«, widersprach sie heftig. In der Tat: Nach so langer Zeit war für sie der Vater immer noch nicht wirklich gestorben. Sie lebte in Gedanken mit ihm wie mit einem Lebenden, und da kann es nicht verwundern, dass kein männliches Wesen vor ihren Augen eine Chance erhielt. Zu einem späteren Zeitpunkt schaffte sie es dann, den heilenden Satz zu sagen und den damit verbundenen Schmerz zu fühlen. Emotional war sie auch tief davon betroffen, dass ihr Vater sich in der Aufstellung über ihre Art der Solidarität keineswegs freute.

Wie kann der Einzelne mit dem Tod von Angehörigen und dem eigenen Tod sinnvoll umgehen?

Unser tägliches Leben erhält Kraft, wenn wir es im Angesicht des Todes und der Vergänglichkeit führen. Jene Zeit, die einem bis zum Tod bleibt, kann man als ein Geschenk ansehen. Mit dieser Grundeinstellung lässt sich die Lebenszeit ganz anders ausfüllen, als wenn man sein Leben gegen den Tod durchsetzen will, als sei er uns feindlich gesonnen. Wenn wir ihn als Freund begreifen, blicken wir mit Gelassenheit auf die Vergänglichkeit.[41]

Mit dieser Einstellung können wir auch mit dem Tod in der eigenen Familie besser umgehen. Wenn ein geliebter Mensch stirbt, ist es wichtig, dass er einen Platz in unserem Herzen erhält. Aus Sicht der Toten spielt es dabei keine Rolle, ob sie einen Tag oder 90 Jahre gelebt haben. Verglichen mit dem Sein und der Tiefe, aus der wir durch unsere Eltern gekommen sind, ist die Spanne des Lebens, egal, wie lange sie währt, nur

klein und vorübergehend. Sowohl das Kind als auch der Greis fallen beim Tod in ein Sein zurück, über das wir nichts wissen. So gesehen ist der Kindstod nicht schlimmer als jeder andere Tod auch. Verliert man einen Angehörigen durch Tod, ist das ungehinderte Trauern wichtig. Der Schmerz des Abschieds heilt und macht ein gutes Weiterleben möglich.
Wird der Tote nach seinem Tod gewürdigt, hat er eine gute Wirkung auf alle Mitglieder der Familie. Wenn die Trauer eines Hinterbliebenen jedoch nicht enden will, dann ist er dem Verstorbenen nicht selten böse, dass dieser ihn verlassen hat, oder er hat ein schlechtes Gewissen ihm gegenüber. Was hier hilft, ist der Satz »Ich achte dein Leben und deinen Tod.« Wer sich einem Toten gegenüber schuldig fühlt, sollte zu dieser Schuld stehen.

Kontrollierte Trauer als gesellschaftliche Erscheinung

Vom frühen Mittelalter bis zur Gegenwart hat man zunehmend versucht, den Tod und die Trauer zu kontrollieren. Durch die Jahrhunderte wurde der Tod immer mehr »klerikalisiert« – die Kirche kümmerte sich um alles und nahm den Hinterbliebenen viel »Trauerarbeit« ab. Dadurch wurde jedoch das Gegenteil des Erhofften erreicht: Gerade indem man dem Schmerz nicht mehr voll nachgibt, kann man sich von dem Toten nicht mehr lösen.
In den letzten 100 Jahren konnte man in unserer Kultur beobachten, dass der Tod ausgebürgert worden ist. Aus dem Tod wurde ein von Kirche und Beerdigungsunternehmen verwaltetes Geschäft, das eine unpersönliche Trauer begünstigt. War

es noch in früheren Jahrhunderten selbstverständlich, dass ein verwitweter Mann oder eine verwitwete Frau sich vorübergehend von der Gesellschaft zurückzog, so nimmt heute unser Arbeitsalltag wenig Rücksicht auf den Hinterbliebenen. Wer seinen Urlaub schon genommen hat, der hat eben Pech gehabt und erhält bestenfalls einige Tage frei.

Gerade die unpersönlich gewordene Trauer unserer Zeit erklärt Massenphänomene wie jene, die beim Tod von Lady Diana zu beobachten gewesen sind. Wenn in der eigenen Familie der Tod nicht mehr in einer persönlichen Form betrauert werden kann, sucht sich die Trauer ein Objekt von außerhalb.

Als Beispiel einer solchen »Verschiebung der Trauer« sei hier der Fall eines alten Engländers erwähnt. Am Tag, als Diana starb, wollte er eigentlich zum Friedhof fahren, um das Grab seiner Frau zu pflegen. Doch stattdessen saß er den ganzen Tag vor dem Fernseher und verfolgte die Nachrichtensendungen. Er sagte: »Ich habe nicht geweint, als ich meinen Vater im Krieg verloren habe. Ich habe auch nicht geweint, als ich meine Frau verlor, mit der ich über dreißig Jahre verheiratet war.« Doch am 31. August 1997 hat der alte Mann zum ersten Mal seit Jahrzehnten wieder geweint.[42] Eine lange verdrängte persönliche Trauer wurde hier durch ein anonymes zeitgeschichtliches Ereignis ausgelöst.

Auch in dem früher üblichen Tragen von schwarzer Trauerkleidung hat es in den letzten Jahrzehnten einen Wandel gegeben. Der tiefere Sinn eines längeren Tragens von Trauerkleidung ist der, dass er allen anderen zeigt, dass sie es hier mit einem Menschen zu tun haben, der sich zwischen dem Diesseits und dem Jenseits befindet und deshalb gefährdet ist. Wer nämlich soeben einen geliebten Menschen verloren hat, der gewichtet die Dinge des Alltags anders als sonst; er relativiert das Übliche und ist seelisch anfälliger als zu anderen

Zeiten. Heute wird Trauerkleidung fast nur noch am Bestattungstag getragen. Doch ist der darauf folgende Tag für den Hinterbliebenen durchaus kein gewöhnlicher Tag wie bislang, auch wenn das Funktionieren unserer Gesellschaft es erfordern und suggerieren mag.[43]

Dass der Hinterbliebene tatsächlich näher an der Schwelle zum Jenseits steht, ist keine Spekulation. Eine Erhebung in England konnte zeigen, dass die Sterblichkeitsrate im ersten Jahr nach dem Tod eines nächsten Angehörigen bei knapp fünf Prozent liegt gegenüber einem halben Prozent in der Gesamtkontrollgruppe.[44]

Heute schauen oft weder die Trauernden noch der Sterbende dem Tod ins Gesicht. Ärzte verschweigen dem Todgeweihten nicht selten die Wahrheit und die Familienangehörigen schämen sich, mit dem Sterbenden offen über den Tod zu reden und Abschied zu nehmen. Die immer mehr um sich greifende Angst vor dem Tod begünstigt die Aufführung einer Komödie, die lauten könnte: »Alles bleibt beim Alten und wird wieder gut«. Gedient ist damit niemandem.

War es in der Vergangenheit üblich, dass die Familienangehörigen Mitleid mit dem Sterbenden haben, so ist heute die umgekehrte Tendenz sichtbar: Der Sterbende hat Mitleid mit den Familienangehörigen. Er traut sich nicht, sein Leid allen kundzutun, weil er befürchtet, dass es zu schwer für sie auszuhalten ist. So spielt mancher Sterbende lieber die oben erwähnte Komödie mit.

Auch Kindern gegenüber geht man anders mit dem Tod um als in zurückliegenden Epochen. Während es früher üblich war, dass auch Kinder frühzeitig dem Tod in der Familie begegneten und auch von Sterbenden Abschied nahmen, werden sie jetzt davor »geschützt«. Da heißt es zum Beispiel: »Der Opa schläft jetzt für lange Zeit«, oder: »Er ist nun im Himmel«.

So wird das Tabu des Todes sehr früh weitergegeben. Dieses Tabu spiegelt sich auch in der Tatsache, dass Einäscherungen immer beliebter werden. Man möchte durch das Grab als Gedenkstätte nicht mehr an den Toten und damit auch an die eigene Sterblichkeit erinnert werden. Mit der Verbrennung, am besten noch mit der Ausstreuung auf dem Meer, wird jede Spur des Verstorbenen getilgt. Selbstverständlich kann der Tote einen guten Platz in unserem Herzen auch dann erhalten, wenn er eingeäschert ist. Dennoch erscheint mir die Tendenz zur Abschaffung der Grabstätte nicht nur ein zufälliges Zeitphänomen zu sein.

Das Empfinden der Zeit im Mittelalter und in der Gegenwart

Das Bemühen unserer Gesellschaft, den Tod zu kontrollieren, kommt sehr augenfällig in den Fortschritten der Medizin zum Ausdruck. Im Mittelalter und selbst noch im 19. Jahrhundert starb man meist viel schneller und unerwarteter als heute. Schauen wir uns einmal den Menschen des Mittelalters genauer an: In jener Zeit war der Tod durch Erfrieren im Winter genauso wenig größeren Aufhebens wert wie die Tatsache, dass jemand, der im 35. Lebensjahr stand, als alter Mensch betrachtet wurde. Zudem drückten Seuchen, Krankheiten und hohe Kindersterblichkeit das Durchschnittslebensalter drastisch herunter. Ein 70-Jähriger war die Ausnahme und forderte der Umwelt allein schon wegen des biblischen Alters Respekt ab.

Das Leben des Einzelnen galt im Mittelalter nicht viel. Doch nicht nur Seuchen und Krankheiten machten den Tod zu einem »normalen« Ereignis. Die Gelegenheiten, einem Wegelagerer in die Hände zu fallen oder einem tödlichen Unfall zu erliegen, waren groß. Wie schnell war das Leben auch aufgrund einer falschen Anklage ruiniert: Todesurteile wurden damals rasch gesprochen und vollstreckt. Selbst wenn man sich nur in einem der dichten Wälder verlief, konnte das tödlich enden. Auch die Wahrscheinlichkeit, einer Hungersnot zum Opfer zu fallen, war nicht gerade gering.

Nach all dem Gesagten darf es uns nicht erstaunen, dass eine persönliche Zukunftsplanung damals nicht existierte. Das Zeitbewusstsein war völlig anders als heute. Man war oft dankbar, wenn man den nächsten Monat überhaupt erlebte! Heute dagegen plant man den nächsten Urlaub, die Geburt eines Kindes, einen beruflichen Auslandsaufenthalt, seinen Lebensabend usw. Wenn der Mensch heutzutage Zeit plant, investiert und sich von ihr verbuchen lässt, so hat noch der Mensch des Mittelalters Zeit wörtlich verbraucht. Da man nicht wusste, was morgen auf einen zukommen würde, wäre eine andere Haltung auch gar nicht sinnvoll gewesen.

Durch die Lebensumstände hatte der Mensch des Mittelalters eine demütige Haltung dem Geschenk des Lebens gegenüber. Heute jedoch denken wir, wir hätten Anspruch darauf, mindestens 70 Jahre zu werden, ein Recht auf sofortige gute medizinische Betreuung und andere Dinge mehr. Die überzogene Anspruchshaltung des zivilisierten Menschen muss fast zwangsläufig im Tod einen Feind sehen, den es auszugrenzen gilt. Die Moderne will alles für den Einzelnen und nichts für die Gemeinschaft. Im Mittelalter war es umgekehrt: Der Einzelne galt fast nichts, die Gemeinschaft alles: Familie, Zunft, Gemeinde, Kirche und Stand. Hier wurde nicht nur die geistige Orientierung vermittelt, sondern das Ausgestoßenwerden aus einer dieser Gemeinschaften konnte mitunter tödliche

Folgen haben. Heute gilt das Kollektiv viel weniger. Beginnend mit der Renaissance wurde die Zeit der Individualität eingeläutet, was neben großen Chancen auch Risiken mit sich bringt.

Moderne Medizin als Herr über Leben und Tod?

Heute scheint der Tod auf den ersten Blick seinen Stachel verloren zu haben. Der medizinisch-technische Fortschritt verlängert das Leben immer weiter. Die Transplantation lebenswichtiger Organe und ihre Wirkung auf die Seele erwähnten wir schon in der Besprechung des Märchens »Der Gevatter Tod«. Herr über Leben und Tod scheint der Mensch auch mit seinen gentechnischen Manipulationen zu werden.

So ist es beispielsweise in manchen Ländern schon üblich, dass tiefgefrorenes Sperma auch noch nach dem Tode des Vaters zur Befruchtung der Frau eingesetzt werden darf. Nach Meinung eines australischen Gerichts haben tiefgefrorene Embryonen, wenn sie einer Frau eingepflanzt werden und zur Geburt eines Kindes führen, dieselben Erbschaftsansprüche wie leibliche Kinder. Diesem Gerichtsurteil lag die Befruchtung von fünf Eiern außerhalb des Mutterleibs zugrunde. Drei der Embryonen waren der Mutter 1993 eingepflanzt worden. Sie gebar daraufhin einen Sohn. Der Ehemann hatte noch ein weiteres Kind haben wollen, doch er starb 1995, ohne ein Testament hinterlassen zu haben. Aus einer früheren Ehe hatte er bereits drei Kinder. Wenn nun, so der Richter, nach dem Tod des Mannes zwei der übrig gebliebenen tiefgefrorenen Embryonen der Frau eingepflanzt würden, seien diese in Zukunft noch entstehenden Menschen genauso als Miterben zu betrachten. Dieses Urteil macht deutlich, wie sich die Perspektive der Rechtsprechung heute gestaltet. Statt die gentechnische Befruchtung mit den Spermien eines Toten zu diskutieren, streiten Staat und Gesellschaft über die Erbberechtigung der daraus entstandenen Kinder.

Ein anderer Fall aus den USA, der vor kurzem im Fernsehen dargestellt wurde: Ein Mann und eine Frau waren unfruchtbar, doch sie wollten, koste es, was es wolle, Kinder. Gegen Bezahlung einer hohen Summe besorgten sie sich über das Internet geeignete Samen- und Eizellen. Per Mausklick ließen sie die Kriterien von vielen Männern und Frauen Revue passieren, bis sie endlich die »beste Kombination« fanden. Passt die Nase der Frau zu der des Mannes? Sollte man wirklich einen rothaarigen Mann mit einer schwarzhaarigen Eispenderin befruchten? Oder sollte man nicht besser doch Spermien eines Mannes kaufen, der mindestens einen Intelligenzquotienten von 140 hat? Auf »Checklisten« wurden sämtliche gewünschten Kriterien angegeben.

Nachdem die Entscheidung gefallen war, wurden Ei- und Samenzellen befruchtet und anschließend der »Mutter« eingepflanzt. Dieser Vorgang wurde mit eingefrorenen befruchteten Eizellen im Abstand von zwei Jahren wiederholt. Die daraus entstandenen Kinder ähneln selbstverständlich weder dem Ehemann noch der Frau, denn sie sind sowohl väterlicher- wie auch mütterlicherseits aus völlig fremdem Erbgut hervorgegangen. Wie das Ehepaar vor laufender Kamera zugab, würden sie sich auch, wie schon am weltberühmten Schaf »Dolly« vorgeführt, klonen lassen und sich als Kopie großziehen.

Wie mag es in dem geschilderten Fall im Leben der Eispender weitergehen, die ihren Keim des Lebens gegen ein paar tausend Dollar verkauft haben, wie mit den »Zieheltern« und wie schauen die Kinder auf diese vier Menschen? Wie ergeht es den Medizinern und Leuten aus der Wirtschaft, die an diesem Geschäft beteiligt gewesen sind? Mit diesen Fragen beschäftigen sich solche Fernsehbeiträge leider kaum.

Während ich diese Zeilen schreibe, lese ich zufälligerweise in der Zeitung eine Notiz, die noch einmal den mangelnden Respekt des heutigen Menschen vor der Schöpfung unterstreicht. Im bayerischen Weiden wurde ein Frauenarzt zur Zahlung von Unterhalt für das behinderte Kind einer Patientin verurteilt. Der Gynäkologe habe die damals 35-Jährige vor der Geburt nicht ausreichend über die Schwangerschaftsrisiken in ihrem Alter aufgeklärt. Eine Aussicht auf Revision dieses Urteils besteht nicht, denn das Gericht berief sich auf die Rechtsprechung des Bundesverfassungsgerichts aus dem Jahr 1997.[45] Was soll man dazu noch sagen?

Wie anders betrachtete noch der mittelalterliche Mensch sich und die Schöpfung! Bei Hildegard von Bingen beispielsweise lässt sich nachlesen, dass der Mensch abhängig von der Schöpfung ist und sein Untergang bevorsteht, wenn er selber zum Schöpfer wird:

»Du [gemeint ist der Mensch] weißt nicht einmal, wie du selbst geschaffen wurdest, und du willst Himmel und Erde erforschen! Du willst ihre Harmonie und die Einrichtungen Gottes vor dein Gericht ziehen und das Höchste wissen, während du nicht einmal das Geringste zu beurteilen verstehst. Du kannst dir ja nicht einmal erklären, wie du selbst im Körper lebst, oder wie du ihn verläßt (...) Gar mancherlei Untersuchung stellst du im Kreislauf der Natur an, aber die Schöpfung selbst wird dir Ehre und Besitz wegnehmen und dich wie einen Stein in die Hölle werfen ...«[46]

»Hölle«, »Himmel« und »Gott« sind die Vokabeln des Mittelalters. Sie erscheinen heute vielleicht antiquiert, doch zweifellos benötigt die Wissenschaft eine ethische Kontrolle und zweifellos braucht unsere Gesellschaft auch eine spirituellere Ausrichtung. Sicherlich wird ein spirituelles Denken der Gegenwart sich nicht auszurichten haben an den Glaubensvorstellungen des Mittelalters, doch ohne ein demütiges Sich-Einordnen in ein Größeres, was immer es sein mag, kann die menschliche Entwicklung nicht gelingen.

Anmerkungen

1 Zum Beispiel Thomas Schäfer: *Mein allerliebstes Haselnüßchen, ich muß dich knacken. Mann und Frau im Märchen,* Freiburg 1992

2 Darunter versteht man die Suche nach Funktionen, die ein Symbol in verschiedenen Kulturen einnimmt

3 Bert Hellinger: »Einsicht durch Verzicht. Der phänomenologische Erkenntnisweg in der Psychotherapie«, in: *Praxis der Systemaufstellung,* München, H. 1/1998, S. 16 f.

4 Bert Hellinger bediente sich des Skriptbegriffs von Eric Bernes Transaktionsanalyse

5 So muss der Schatten nicht unbedingt eine verdrängte negative Seite des Klienten sein. Vgl. den Fall einer Alptraum-Fehldeutung eines Psychoanalytikers in Thomas Schäfer: *Was die Seele krank macht und was sie heilt. Die psychotherapeutische Arbeit Bert Hellingers,* München 1998, S. 239 f.

6 Auf viele bekannte Märchen von Grimm und Andersen bin ich eingegangen in dem Buch *Wenn Dornröschen nicht mehr aufwacht – Bekannte Märchen aus Sicht von Bert Hellingers Familienaufstellungen,* München, 2001

7 Bert Hellinger: *Familien-Stellen mit Kranken. Dokumentation eines Kurses für Kranke, begleitende Psychotherapeuten und Ärzte,* Heidelberg 1995, S. 306

8 Aus: Heinrich von Wlislocki (Hrsg.): *Märchen und Sagen der transsilvanischen Zigeuner,* Berlin 1886

9 Aus: Grincenko: *Etnograficeski materialy sobrannje w Tschernigowskoi i sosiednich,* Tschernigow 1895, Bd. I, S. 287, zitiert nach Günter Petschel: *Freude in Leben und Tod,* Göttingen 1967 (Dissertation)

10 Aus: Jacob und Wilhelm Grimm: *Die Märchen der Brüder Grimm,* München 1989. Der Text folgt der Version von 1857

11 Aus: Karl Friedrich Baltus (Hrsg.): *Märchen aus Ostpreußen,* Kattowitz 1907

12 Bert Hellinger: *Die Mitte fühlt sich leicht an. Vorträge und Geschichten,* München 1996, S. 82 f.

13 Aus: Friedrich Kreutzwald: *Estnische Märchen,* Halle 1869

14 Dieser Text ist in vielen von Hellingers Büchern enthalten, zum Beispiel in: *Die Mitte fühlt sich leicht an. Vorträge und Geschichten. Erweiterte Auflage,* München 1998, S. 130 f.

15 In anderen Varianten dieses Märchens fehlt oft der Hinweis auf die königliche Abstammung. Der »Dummling« ist ein gewöhnlicher Sohn, so beispielsweise im mecklenburgischen Märchen »Der Ritt auf den Glasberg«, in: Barbara Stamer (Hrsg.): *Märchen von Dornröschen und dem Rosenbey,* Frankfurt 1991, S. 108 ff.

16 Aus: Jacob und Wilhelm Grimm: *Die Märchen der Brüder Grimm,* a. a. O.

17 Vgl. Bert Hellinger: *Ordnung und Krankheit* (Videokassette), Heidelberg 1994

18 Aus: August von Löwis of Menar (Hrsg.): *Finnische und Estnische Märchen,* Eugen Diederichs Verlag, München (= Märchen der Weltliteratur)

19 Siehe auch die im Anhang auf Seite 138 zitierte statistische Untersuchung

20 Bert Hellinger: *Schicksalsbindungen bei Krebs. Ein Kurs für Betroffene, ihre Angehörigen und Therapeuten,* Heidelberg 1997, S. 51 ff., hier zusammengefasst von Thomas Schäfer

21 Fallbeispiele hierzu in: Thomas Schäfer: *Was die Seele krank macht und was sie heilt,* a. a. O., darin das Kapitel »Mann und Frau«

22 Albrecht Mahr, Die Offenheit des wissenden Feldes – Von personalen zu transpersonalen Erfahrungen in Aufstellungen, in: Gunthard Weber, Hrsg., Derselbe Wind läßt viele Drachen steigen – Systematische Lösungen im Einklang, Heidelberg 2001, S. 175

23 Aus: Jacob und Wilhelm Grimm: *Die Märchen der Brüder Grimm,* a.a.O.

24 Bert Hellinger: *Wo Ohnmacht Frieden stiftet – Familien-Stellen mit Opfern von Trauma, Schicksal und Schuld.* Heidelberg 2000.

25 Aus: Ingrid Dreeken und Walter Schneider (Hrsg.): *Die schönsten Sagen der Neuen Welt,* München 1972

26 Aus: M. Kosová (Hrsg.): *Afrikanische Märchen,* Hanau 1970

27 Siehe auch den Anhang: »Über den Umgang mit dem Tod in unserer Kultur«

28 Vgl. Bert Hellinger: *Leib und Seele, Leben und Tod* und *Psychotherapie und Religion,* zusammen erhältlich als CD oder Video im Carl-Auer-Systeme Verlag, und das Kapitel »Spiritualität und Religion« in Thomas Schäfer: *Was die Seele krank macht und was sie heilt,* a. a. O., S. 211–222

29 Bert Hellinger: *Touching Love. Bert Hellinger at Work with Family Systems. Documentation of a Three-Day-Course for Psychotherapists and their Clients,* Heidelberg 1997, S. 31

30 Bert Hellinger: *Wo Demut heilt und Ohnmacht Frieden stiftet,* Manuskriptseite 206

31 Aus: Christian Velder (Hrsg.): *Märchen aus Thailand,* Eugen Diederichs Verlag, München (= Märchen der Weltliteratur)

32 Simone de Beauvoir: *Der Lauf der Dinge,* Reinbek 1970, S. 122

33 Johannes Neuhauser (Hrsg.): *Wie Liebe gelingt. Die Paartherapie Bert Hellingers,* Heidelberg 1999, S. 156

34 Aus: Dietrich Steinwede: *Wie das Leben durch die Welt wanderte. Märchen der Menschen von Tod und Leben,* Gütersloh: Gütersloher Verlagshaus, 4. Auflage 1992 (= GTB 881)

35 Aus: Jacob und Wilhelm Grimm: *Die Märchen der Brüder Grimm,* a. a. O.

36 Ebd.

37 Alexander Solschenizyn: *Krebsstation,* Neuwied 1968, zitiert nach: Philippe Ariès: *Geschichte des Todes,* München 1982, S. 27

38 Eugen Drewermann: *Rapunzel, Rapunzel, laß dein Haar herunter. Grimms Märchen tiefenpsychologisch gedeutet,* München 1992, S. 314

39 Vgl. Bert Hellinger: *Wo Demut heilt und Ohnmacht Frieden stiftet,* Manuskriptseiten 198 ff.

40 Philippe Ariès: *Geschichte des Todes,* a. a. O., S. 86

41 Vgl. Bert Hellinger: *Schicksalsbindungen bei Krebs,* a. a. O., S. 58

42 *Mannheimer Morgen vom* 29./30. August 1998
43 Vgl. Philippe Ariès: *Geschichte des Todes,* a. a. O., S. 716
44 »Mortality of bereavement«, in: *British Medical Journal,* H. 4/1967, S. 13–16
45 *Weinheimer Nachrichten* vom 31. Juli 1998
46 Thomas Schäfer: *Visionen. Leben, Werk und Musik der Hildegard von Bingen,* München 1996, S. 116 ff.

Literatur

Verwendete Literatur

Ariès, Philippe: *Geschichte des Todes,* München 1982

Baltus, Karl Friedrich (Hrsg.): *Märchen aus Ostpreußen,* Kattowitz 1907

Beauvoir, Simone de: *Alle Menschen sind sterblich,* Reinbek 1970

Dies.: *Der Lauf der Dinge,* Reinbek 1970

Denzelbacher, Peter: *An der Schwelle zum Jenseits. Sterbevisionen im interkulturellen Vergleich,* Freiburg 1989

Dreeken, Ingrid u. Schneider, Walter (Hrsg.): *Die schönsten Sagen der Neuen Welt,* München 1972

Drewermann, Eugen: *Rapunzel, Rapunzel, laß dein Haar herunter. Grimms Märchen tiefenpsychologisch gedeutet,* München 1992

Franz, Marie-Louise von: *Traum und Tod: Was uns die Träume Sterbender sagen,* München 1990

Grimm, Jacob und Wilhelm: *Die Märchen der Brüder Grimm,* München 1989

Groß, Brigitte: »Märchen als Zugangshinweise zum Lebensskript, zu Identifikationen und zu anderem Übernommenen«, in: Weber, Gunthard (Hrsg.): *Praxis des Familien-Stellens. Beiträge zu systemischen Lösungen nach Bert Hellinger,* Heidelberg 1998

Hellinger, Bert: »Einsicht durch Verzicht. Der phänomenologische Erkenntnisweg in der Psychotherapie«, in: *Praxis der Systemaufstellung,* München, H. 1/1998

Ders.: *Familien-Stellen mit Kranken. Dokumentation eines Kurses für Kranke, begleitende Psychotherapeuten und Ärzte,* Heidelberg 1995

Ders.: *Leib und Seele, Leben und Tod und Psychotherapie und Religion,* CD, Heidelberg 1997

Ders.: *Ordnung und Krankheit* (Videokassette), Heidelberg 1994

Ders.: *Schicksalsbindungen bei Krebs. Ein Kurs für Betroffene, ihre Angehörigen und Therapeuten,* Heidelberg 1997

Ders.: *Touching Love. Bert Hellinger at Work with Familiy Systems. Documentation of a Three-Day-Course for Psychotherapists and their Clients,* Heidelberg 1997

Jaffé, Aniela u. a.: *Im Umkreis des Todes,* Zürich 1984

Kosová, M. (Hrsg.): *Afrikanische Märchen,* Hanau 1970

Kreutzwald, Friedrich: *Estnische Märchen,* Halle 1869

Löwis of Menar, August von (Hrsg.): *Finnische und Estnische Märchen,* Düsseldorf/Köln 1962 und München o. J.

Petschel, Günter: *Freude in Leben und Tod,* Göttingen 1967 (Dissertation)

Schäfer, Thomas: *Mein allerliebstes Haselnüßchen, ich muß dich knacken. Mann und Frau im Märchen,* Freiburg 1992

Ders.: *Visionen. Leben, Werk und Musik der Hildegard von Bingen,* München 1996

Ders.: Was *die Seele krank macht und was sie heilt. Die psychotherapeutische Arbeit Bert Hellingers,* München 1998

Ders.: Wenn Dornröschen nicht mehr aufwacht – Bekannte Märchen aus Sicht von Bert Hellingers Familienaufstellungen, München 2001

Scherf, Walter: *Lexikon der Zaubermärchen,* Stuttgart 1982

Solschenizyn, Alexander: *Krebsstation,* Neuwied 1968

Stamer, Barbara, (Hrsg.): *Märchen von Dornröschen und dem Rosenbey,* Frankfurt 1991

Steinwede, Dietrich: *Wie das Leben durch die Welt wanderte. Märchen der Menschen von Tod und Leben,* Gütersloh, 4. Auflage 1992

Velder, Christian (Hrsg.): *Märchen aus Thailand,* Düsseldorf/Köln 1968 und München o. J.

Weber, Gunthard (Hrsg.): *Praxis des Familien-Stellens. Beiträge zu systemischen Lösungen nach Bert Hellinger,* Heidelberg 1998

Wlislocki, Heinrich von (Hrsg.): *Märchen und Sagen der transsilvanischen Zigeuner,* Berlin 1886

Veröffentlichungen von und über Bert Hellinger

Bücher im Carl-Auer-Systeme Verlag

Der Abschied. Nachkommen von Tätern und Opfern stellen ihre Familie 1998
336 Seiten. ISBN 3-89670-102-9
Wie Schuld und Schicksal von Tätern und Opfern des Nationalsozialismus auf deren Nachkommen wirken, dem ist Hellinger seit Jahren in seinen Kursen für Kranke begegnet. Mit den Kranken musste er sich den Tätern und Opfern in ihren Familien stellen und versuchen, im Einklang mit ihnen das Leid für ihre Nachkommen zu mildern und vielleicht zu beenden. Dieses Buch dokumentiert diese Versuche. Dabei kommen sowohl die Überlebenden und die Nachkommen zu Wort als auch die Schuldigen und die Toten. Wenn sie geachtet sind, ziehen sie sich still zurück, und die Lebenden ziehen frei über die Grenze, die sie von den Toten trennt.

Familien-Stellen mit Kranken. Dokumentation eines Kurses für Kranke, begleitende Psychotherapeuten und Ärzte 1995
3., erw. u. überarb. Auflage 1998
352 Seiten. ISBN 3-89670-018-9
Ein praxisnaher Einführungskurs in das Familien-Stellen mit Kranken und in die familiengeschichtlichen Hintergründe von chronischer und lebensbedrohender Krankheit. Im Anhang finden sich Rückmeldungen und Ergänzungen ein Jahr nach dem Kurs. (In gekürzter Form auch als Video erhältlich.)

Familien-Stellen mit Psychosekranken. Ein Kurs mit Bert Hellinger Herausgegeben von Robert Langlotz 1998
226 Seiten. ISBN 3-89670-101-0
Psychosen, genauer manisch-depressive Erkrankungen und paranoid-halluzinatorische Psychosen (schizophrene Psychosen), beinhalten extreme Formen menschlichen Erlebens und Leidens. Sie

haben Generationen von Psychiatern und Therapeuten herausgefordert. Unterschiedliche, ja gegensätzliche Krankheitskonzepte waren das Ergebnis dieser Bemühungen. Das Familien-Stellen nach Bert Hellinger bringt verborgene Dynamiken ans Licht, die so bisher nicht bekannt waren, und eröffnet neue Lösungsmöglichkeiten bei Psychosekranken.

Haltet mich, dass ich am Leben bleibe. Lösungen für Adoptierte 1998
240 Seiten. ISBN 3-89670-092-8
Der hier dokumentierte Kurs für erwachsene Adoptierte zeigt, wie die Bindung des Kindes an seine leiblichen Eltern weiterwirkt. Es zeigt aber auch, wie diese Bindung auf eine Weise gelöst werden kann, die es dem Adoptivkind ermöglicht, sich seinen neuen Eltern zuzuwenden und von ihnen den Halt und die Liebe zu nehmen, die sie ihm schenken. (Auch als Video erhältlich.)

In der Seele an die Liebe rühren. Familien-Stellen mit Eltern und Pflegeeltern von behinderten Kindern 1998
120 Seiten. ISBN 3-89670-093-6
Eltern, die ein behindertes Kind haben, und Pflegeeltern, die ein solches Kind aufnehmen, werden vom Schicksal dieser Kinder auf eine besondere Weise in Dienst genommen. Wie ihre Liebe an diesem Schicksal und dieser Aufgabe wächst, wird uns in diesem Buch bewegend vor Augen geführt. (Auch als Video erhältlich.)

Ordnungen der Liebe. Ein Kursbuch 1994
5. Auflage 1998.
553 Seiten. ISBN 3-89670-000-6
Dies ist ein Kursbuch in mehrfachem Sinn. Erstens werden ausgewählte therapeutische Kurse wortgetreu wiedergegeben. So kann der Leser am Ringen um Lösungen teilnehmen, als wäre er selbst mit dabei. Zweitens werden Hellingers therapeutische Vorgehensweisen ausführlich dargestellt und erläutert, vor allem seine besondere Art, Familien zu stellen. Drittens nimmt Hellinger den Leser auf

den Erkenntnisweg mit, der zum Erfassen der hier beschriebenen Ordnungen führt. Abschließend erläutert Hellinger in einem längeren Interview seine Einsichten und Vorgehensweisen. Im Anhang sind die Inhalte ausführlich nach Themen geordnet.

Praxis des Familien-Stellens. Beiträge zu systemischen Lösungen nach Bert Hellinger
Herausgegeben von Gunthard Weber 1997
538 Seiten. ISBN 3-89670-090-1
Dieser Band gibt den Stand der Entwicklung des Familien-Stellens im deutschsprachigen Raum wieder. Er umfasst etwa 50 überarbeitete Beiträge der ersten Arbeitstagung »Praxis des Familien-Stellens« vom März 1997 in Wiesloch: Grundlegende Vorträge und Berichte über die Übertragung dieses Ansatzes auf unterschiedliche Settings, Klientengruppen und Anwendungsbereiche (etwa auch auf Organisationen).

Schicksalsbindungen bei Krebs. Ein Kurs für Betroffene, ihre Angehörigen und Therapeuten 1997
2. Auflage 1998.
202 Seiten. ISBN 3-89670-008-1
Dieses Buch dokumentiert am Beispiel von Krebs, wie Schicksalsbindungen in der Familie schwere Krankheiten mitbedingen und aufrechterhalten. Und es zeigt, wie die Liebe, die krank macht, sich löst in Liebe, die heilt. (Etwas gekürzt auch als Video erhältlich unter dem Titel »Bert Hellinger arbeitet mit Krebskranken«.)

Touching Love. Bert Hellinger at Work with Family Systems. Documentation of a Three-Day-Course for Psychotherapists and their Clients 1997
3. Auflage 1998.
186 Seiten. ISBN 3-89670-022-7
Bert Hellinger demonstrates the Hidden Symmetry of Love operating unseen in the lives of persons suffering with serious illness and difficult life circumstances. This book is a full documentation of a workshop for professionals held near London in February, 1996.

(The accompanying video documentation is available in two editions: Full documentation: 11 1/2 hours, 3 VHS cassettes (PAL only). Representative Selections: 3 hours selection (PAL or NTSC).)

Verdichtetes. Sinnsprüche – Kleine Geschichten – Sätze der Kraft
1995
3. Auflage 1997.
109 Seiten. ISBN 3-89670-001-4
Die hier gesammelten Sprüche und kleinen Geschichten sind während der therapeutischen Arbeit entstanden. Sie sind nach Themen geordnet: »Wahrnehmen, was ist«, »Die größere Kraft«, »Gut und Böse«, »Mann und Frau«, »Helfen und Heilen«, »Leben und Tod«. Ihr ursprünglicher Anlass scheint manchmal noch durch, doch reichen sie weit darüber hinaus. Gewohntes Denken wird erschüttert, verborgene Ordnungen kommen ans Licht.
In den »Sätzen der Kraft« verdichtet sich heilendes Sagen und Tun. Sie bringen eine Lösung in Gang, wenn jemand in ein fremdes Schicksal verstrickt ist oder in persönliche Schuld, und machen für Kommendes frei.

Wie Liebe gelingt. Die Paartherapie Bert Hellingers
Herausgegeben von Johannes Neuhauser 1999
357 Seiten. ISBN 3-89670-105-3
Ein Buch für Frauen und Männer aller Altersklassen, die sich nach einer erfüllten Partnerschaft sehnen. Bert Hellingers 25-jährige Erfahrung mit Paaren ist hier erstmals übersichtlich und umfassend dokumentiert.

Wo Schicksal wirkt und Demut heilt. Ein Kurs für Kranke 1998
310 Seiten. ISBN 3-89670-029-4
Mit diesem Buch beschließt Bert Hellinger seine Dokumentation über das Familien-Stellen mit Kranken und über die familiengeschichtlichen Hintergründe von schwerer Krankheit, von Unfällen und Selbstmord. Darüber hinaus enthält es zahlreiche Beispiele von Kurztherapien. (Auch als Video erhältlich.)

Zweierlei Glück. Die systemische Psychotherapie Bert Hellingers
Herausgegeben von Gunthard Weber 1993
Überarb. 11. Auflage 1998
338 Seiten. ISBN 3-89670-005-7
In lebendigem Wechsel von Vorträgen, Fallbeispielen und Geschichten führt Gunthard Weber umfassend in die Denk- und Vorgehensweisen Bert Hellingers ein. Das übersichtlich gegliederte Buch beschäftigt sich ausführlich mit den verschiedenen Aspekten von Beziehungen, mit den »Bedingungen für das Gelingen«, dem »Gewissen als Gleichgewichtssinn in Beziehungen«, den »Beziehungen zwischen Eltern und Kindern« sowie den Paarbeziehungen, den systemischen Verstrickungen und ihren Lösungen und abschließend mit der Praxis systembezogener Psychotherapie.

Bücher im Kösel-Verlag

Anerkennen, was ist. Gespräche über Verstrickung und Lösung
Zusammen mit Gabriele ten Hövel 1996
9. Auflage 1999.
208 Seiten. ISBN 3-466-30400-8
In dichten Gesprächen mit der Journalistin Gabriele ten Hövel gibt Hellinger Einblick in die Hintergründe seines Denkens und Tuns. Und er zeigt, wie über die Anerkennung der Wirklichkeit auch in schwierigen Fragen die Verständigung gefunden und ein Ausgleich erreicht werden kann. Ein Glossar macht den Inhalt über zahlreiche Stichworte zugänglich.

Finden, was wirkt. Therapeutische Briefe 1993
Erw. Neuauflage. 9. Auflage 1998
208 Seiten. ISBN 3-466-30389-3
Diese Briefe geben knapp und verdichtet – meist unter 20 Zeilen! – Antwort auf Fragen von Menschen in Not und zeigen, oft überraschend und einfach, die heilende Lösung. Sie lesen sich wie kleine Geschichten, denn jeder Brief erzählt verschlüsselt ein Schicksal. Es geht um die Themen »Mann und Frau«, »Eltern und Kin-

der«, »Leib und Seele«, »Der tragende Grund« und »Abschied und Ende«.

Die Mitte fühlt sich leicht an. Vorträge und Geschichten 1996
6., erw. u. überarb. Auflage 1999
248 Seiten. ISBN 3-466-30460-1
Hellingers grundlegende Vorträge und Geschichten sind hier gesammelt vorgestellt. Sie kreisen um die gleiche Mitte, eine verborgene Ordnung, nach der Beziehungen gelingen oder scheitern. (Auch auf CD und Video erhältlich.)

Wenn ihr wüsstet, wie ich euch liebe. Wie schwierigen Kindern durch Familien-Stellen und Festhalten geholfen werden kann
Zusammen mir Jirina Prekop 1998
2. Auflage 1998.
276 Seiten. ISBN 3-466-30470-9
Familien-Stellen und Festhaltetherapie sind zwei ungewöhnliche Methoden, die sich dabei ergänzen können, schwierigen Kindern und ihren Familien zu helfen.

Buch im Droemer Knaur Verlag

Thomas Schäfer: *Was die Seele krank macht und was sie heilt. Die psychotherapeutische Arbeit Bert Hellingers* 1998
7. Auflage 1999.
272 Seiten. ISBN 3-426-76167-X
Dieses Buch wendet sich an eine breitere Öffentlichkeit. Es fasst zusammen, was Hellinger lehrt, und erläutert an vielen Beispielen seine wichtigsten Vorgehensweisen.

Videos, CDs, Audio-Kassetten

Alle Videos sind professionell gestaltet unter der Regie von Johannes Neuhauser und, mit Ausnahme einiger amerikanischer Ausgaben, sämtlich erschienen im Carl-Auer-Systeme Verlag.

Bert Hellinger arbeitet mit Krebskranken. Ein Kurs für Betroffene, ihre Angehörigen und Therapeuten
2 VHS-Kassetten. 1997.
7 1/2 Stunden. ISBN 3-89670-007-3
(Das Video zum Buch »Schicksalsbindungen bei Krebs«)

Familien-Stellen mit Kranken. Ein Kurs für Kranke, begleitende Psychotherapeuten und Ärzte
3 VHS-Kassetten. 1995.
10 Stunden. ISBN 3-927809-55-1
(Das Video zum gleichnamigen Buch)

Haltet mich, dass ich am Leben bleibe. Lösungen für Adoptierte
2 VHS-Kassetten. 1997.
7 Stunden. ISBN 3-89670-061-8
(Das Video zum gleichnamigen Buch)

In der Seele an die Liebe rühren. Familien-Stellen mit Eltern und Pflegeeltern von behinderten Kindern
1 VHS-Kassette. 1998.
3 Stunden. ISBN 3-89670-064-2
(Das Video zum gleichnamigen Buch)

Die Mitte fühlt sich leicht an
(Eine CD- und Video-Edition des gleichnamigen Buches)
Diese CD- und Video-Reihe enthält Bert Hellingers grundlegende Einsichten aus 25 Jahren therapeutischer Arbeit. Jede der CDs und Videos widmet sich einem speziellen Thema und ist in sich abgerundet.

CD-Paket 1 (2 CDs) bzw. Video 1 (141 Minuten)
Schuld und Unschuld in Beziehungen (Vortrag)
Geschichten, die zu denken geben
ISBN 3-931574-48-2 (CD), ISBN 3-931574-54-7 (Video)

CD-Paket 2 (2 CDs) bzw. Video 2 (135 Minuten)
Die Grenzen des Gewissens (Vortrag)
Geschichten, die wenden
ISBN 3-931574-49-0 (CD), ISBN 3-931574-55-5 (Video)

CD-Paket 3 (3 CDs) bzw. Video 3 (206 Minuten)
Ordnungen der Liebe (Vortrag)
Teil 1: Zwischen Eltern und Kindern und innerhalb der Sippe
Teil 2: Zwischen Mann und Frau und in Bezug zum tragenden Ganzen
Geschichten vom Glück
ISBN 3-931574-50-4 (CD), ISBN 3-931574-56-3 (Video)

CD-Paket 4 (2 CDs) bzw. Video 4
Leib und Seele, Leben und Tod (Vortrag)
Psychotherapie und Religion (Vortrag)
ISBN 3-89670-066-9 (CD), ISBN 3-89670-097-7 (Video)

Ordnung und Krankheit
Vortrag und therapeutisches Werkstattgespräch
1 Videokassette. 1995.
130 Minuten. ISBN 3-931574-74-1
Der Vortrag »Ordnung und Krankheit« beschreibt, was in Familien zu schweren Krankheiten, Unfällen und Selbstmord führt und was solche Schicksale wendet (ähnlich dem Vortrag »Vom Himmel, der krank macht, und der Erde, die heilt«).
Im therapeutischen Werkstattgespräch erläutert Hellinger anhand von 30 Fragen seine Psychotherapie und erzählt aus der Praxis seiner Arbeit. Die Fragen stellt Johannes Neuhauser.

Selections from »Touching Love«. Bert Hellinger at Work with Family Systems
1 VHS-PAL-Kassette. 1997. 3 Stunden. ISBN 3-89670-053-7
1 VHS-NTSC-Kassette. 1997. 3 Stunden. ISBN 3-89670-052-9

Die Toten. Was Opfer und Täter versöhnt
1 VHS-Kassette. 1999. 60 Minuten. ISBN 3-89670-163-0
Dieses Video dokumentiert die wohl bewegendste Aufstellung Bert Hellingers mit einem Überlebenden des Holocaust. Sie bringt auf erschütternde Weise ans Licht, dass die Opfer und ihre Mörder ihr Sterben erst vollenden, wenn sie beide einander als Tote begegnen. Und wenn sich beide im Zustand, der alle Unterschiede aufhebt, einem gemeinsamen übermächtigen Schicksal ausgeliefert erfahren, das jenseits aller menschlichen Unschuld und Schuld über sie verfügt und sie jetzt im Tod geläutert in Liebe eint und versöhnt.

Touching Love. Bert Hellinger at Work with Family Systems
3 VHS-Kassetten. 1997. 11 1/2 Stunden. ISBN 3-89670-051-0

Das Überleben überleben. Nachkommen von jüdischen Überlebenden des Holocausts stellen ihre Familien
1 VHS-Kassette. 1998. 150 Minuten. ISBN 3-89670-074-X
(Das Video zum Buch »Der Abschied«)

Vom Himmel, der krank macht, und der Erde, die heilt
Leiden ist leichter als lösen
2 Audio-Kassetten. 1995/1993.
Je 60 Minuten. ISBN 3-89670-047-2
»Vom Himmel, der krank macht, und der Erde, die heilt« ist ein Vortrag, der die grundlegenden Dynamiken beschreibt, die in Familien zu schweren Krankheiten führen oder zu Unfällen und Selbstmord, und zeigt, was solche Schicksale manchmal noch wendet (ähnlich dem Vortrag »Ordnung und Krankheit«). (Auch im Buch »Ordnungen der Liebe«.)
»Leiden ist leichter als lösen« ist ein Radiointerview mit Gabriele ten Hövel. (Auch im Buch »Anerkennen, was ist«.)

Wie Liebe gelingt. Die Paartherapie Bert Hellingers
5 VHS-Kassetten. 1999. 12 1/2 Stunden. ISBN 3-89670-087-1
Dieses Video dokumentiert Bert Hellingers Rundenarbeit und das

Familien-Stellen mit 15 Paaren in einer Kleingruppe. Es zeigt zum ersten Mal, wie Bert Hellinger vor und nach dem Familien-Stellen mit Paaren arbeitet, zum ersten Mal kann man ihm sozusagen über die Schulter schauen und die vielschichtigen Interventionen beobachten.

Wo Schicksal wirkt und Demut heilt. Familien-Stellen mit Kranken
3 VHS-Kassetten. 1998.
9 1/2 Stunden. ISBN 3-89670-060 X
(Das Video zum gleichnamigen Buch)